SCHRIFTEN AUS DEM GESAMTGEBIET DER GEWERBEHYGIENE
HERAUSGEGEBEN VOM INSTITUT FÜR GEWERBEHYGIENE IN FRANKFURT A. M.
NEUE FOLGE. HEFT 10

Internationale Übersicht über

Gewerbekrankheiten

nach den Berichten der Gewerbeinspektionen der Kulturländer über das Jahr 1919

Mit Unterstützung von

Dr. Ludwig Teleky

bearbeitet von

Prof. Dr. Ernst Brezina in Wien
Technische Hochschule

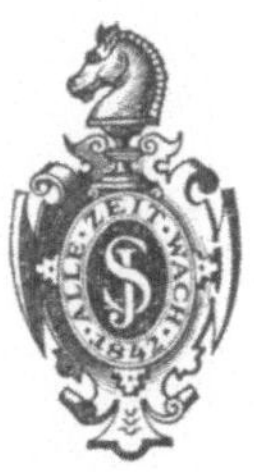

Springer-Verlag Berlin Heidelberg GmbH
1922

ISBN 978-3-662-27100-1   ISBN 978-3-662-28582-4 (eBook)
DOI 10.1007/978-3-662-28582-4

Vorwort.

Die folgende Übersicht erscheint, weil nur ein Jahr betreffend, den Vorkriegsberichten an Umfang wieder angeglichen. Leider war es dem Bearbeiter nicht möglich, den französischen und belgischen Jahresbericht mit einzubeziehen — beide waren zur Zeit der Zusammenstellung noch nicht erschienen. Doch soll unser Bestreben dahin gerichtet sein, dies beim folgenden Hefte nachzuholen, dieses soll, wenn möglich, auch Berichte der „Nachfolgestaaten" der ehemaligen österreich-ungarischen Monarchie enthalten.

Wien, im Juli 1922.

Ernst Brezina.

Inhaltsverzeichnis.

	Seite
Allgemeines	1
Deutsches Reich	1
Preußen	1
Bayern	4
Sachsen	6
Hessen	6
Kleinere Bundesstaaten	7
Österreich	9
Schweiz	9
England	10
Niederlande	16
Blei	
Deutsches Reich	18
Preußen	18
Bayern	21
Sachsen	22
Württemberg	23
Baden	23
Hessen	24
Kleinere Bundesstaaten	24
Österreich	25
England	26
Niederlande	28
Quecksilber	30
Deutsches Reich	30
Preußen	30
Bayern	30
Österreich	31
Schweiz	31
England	31
Andere Metalle	31
Deutsches Reich	31
Preußen	31
Bayern	32
Kleinere Bundesstaaten	32
England	32
Arsen	33
Deutsches Reich	33
Preußen	33
England	33

Seite

Phosphor 34
   Schweiz. 34
   England 35

Schwefelwasserstoff 35
   Deutsches Reich 35
      Preußen 35
      Sachsen 36
      Baden 36
      Hessen. 37

Chlor, Salzsäure 37
   Deutsches Reich 37
      Preußen 37
      Bayern. 37
      Hessen 38

Schweflige und Schwefelsäure 39
   Deutsches Reich 39
      Preußen 39
      Bayern. 39
      Kleinere Bundesstaaten 39

Nitrose Gase 39
   Niederlande 39

Kohlenoxyd, Kohlendioxyd 39
   Deutsches Reich 39
      Preußen 39
      Bayern. 43
      Württemberg 43
      Baden 43
      Kleinere Bundesstaaten 45
   Schweiz. 46
   England 46
   Niederlande 47

Schwefelkohlenstoff 49
   Deutsches Reich 49
      Preußen 49

Organische Verbindungen der Fettreihe 49
   Deutsches Reich 49
      Preußen 49
      Sachsen 50
      Baden 50
      Kleinere Bundesstaaten 50
   Österreich 51
   Schweiz. 51
   Niederlande 51

Benzin, Petroleum usw. 52
   Deutsches Reich 52
      Preußen 52
      Bayern. 53
      Sachsen 54
      Kleinere Bundesstaaten 55

Seite

England 55
Niederlande 56

Benzol und Benzolderivate 58
Deutsches Reich 58
    Preußen 58
    Bayern 62
    Sachsen 62
    Baden 62
    Hessen 63
    Kleinere Bundesstaaten 64
Österreich 66
Schweiz 66
England 66
Niederlande 67

Verschiedene Gifte 68
Deutsches Reich 68
    Preußen 68
    Bayern 69
    Sachsen 69
    Baden 70
    Kleinere Staaten 71

Milzbrand 71
Deutsches Reich 71
    Preußen 71
    Bayern 71
    Württemberg 72
    Baden 72
Schweiz 72
Niederlande 72
England 72

Verschiedene Infektionen 75
Deutsches Reich 75
    Preußen 75
    Bayern 76
    Sachsen 76
    Württemberg 76
    Kleinere Staaten 76
Österreich 76

Staub 77
Deutsches Reich 77
    Preußen 77
    Sachsen 81
    Kleinere Bundesstaaten 81
Österreich 82

**Extreme Temperaturen, Überanstrengung, ungeeignete Körper-
haltung usw.** 83
Deutsches Reich 83
    Preußen 83
Österreich 85
England 85
Niederlande 90

                                                                    Seite

Hautkrankheiten 92
  Deutsches Reich 92
    Preußen 92
    Bayern 93
    Baden 94
    Kleinere Bundesstaaten 94
  Schweiz 95
  England 95
  Niederlande 96

Augenkrankheiten 97
  Deutsches Reich 97
    Preußen 97
    Baden 92
    Kleinere Bundesstaaten 97
  Österreich 98
Elektrizität 98
  Deutsches Reich 98
    Preußen 98
    Kleinere Bundesstaaten 99
  Schweiz 100
  England 100
  Niederlande 101

Verschiedenes 101
  Deutsches Reich 101
    Preußen 101
  Österreich 102
  Niederlande 102

Anhang 102
  England 102
    Gefährliche Berufe 102

Allgemeines.

Deutsches Reich.

Preußen.

„Bekanntgeworden sind insbesondere Erkrankungen durch Einwirkung von Blei, Quecksilber, Arsen, Nickelsulfat, Bichromat, Anilin, Kohlenoxyd und Ersatzölen". (RB. Potsdam.)

„Die Arbeiterausschüsse haben sich in bemerkenswerter und sachlicher Weise bemüht, Besserungen auf hygienischem Gebiete anzuregen. Ihre Forderungen bezogen sich auf die Verbesserung der Entlüftung der Arbeitsräume, Herrichtung und Verbesserung von Entstaubungsanlagen an Holzbearbeitungs- und Trockenschleifmaschinen, Bereitstellung und Verbesserung von Aufenthalts-, Wasch- und Baderäumen, von Verbands- und Sanitätsräumen, von Kleiderschränken und Bedürfnisanstalten und auf die Heizung der Arbeitsräume." (RB. Potsdam.)

„Im übrigen hat sich der Gesundheitszustand im Gewerbe entschieden dadurch gehoben, daß eine Reihe anstrengender und besonders gesundheitschädlicher Arbeiten mit Beendigung der Kriegswirtschaft aufgehört hat, eine allgemeine Verkürzung der Arbeitszeit eingeführt worden ist, und die Lebenshaltung der Arbeiterschaft sich infolge der sehr wesentlich erhöhten Löhne merklich verbessert hat. Hierfür liefern die Aufzeichnungen der Krankenkasse einer großen Anilinfabrik einen deutlichen Beweis, indem sie angeben, daß im Jahre 1918 bei 364 Krankenkassenmitgliedern noch 211 Krankheitsfälle und 4854 Krankheitstage vorkamen, diese Zahlen im Jahre 1919 aber bei 495 Mitgliedern auf nur 124 Fälle und 2794 Tage zurückgegangen sind." (LPB. Berlin.)

„Die neuen Bestimmungen über die Heranziehung der Arbeiterausschüsse bei den Betriebsbesichtigungen wurden insbesondere in der Richtung ausgenützt, die Ausschußmitglieder über die Maßregeln zur Verhütung von Unfällen sowie über die Gesundheitsgefahren etwaiger besonders schädlicher Arbeitssweisen usw. zu unterrichten und sie anzuregen, für die Verbreitung dieser Kenntnisse unter den in Frage kommenden Arbeitern zu sorgen. Die von den Arbeiterausschüssen vorgebrachten Klagen und Hinweise auf gesundheitliche Mißstände führten vielfach zu Anordnungen, die die Beseitigung der Mißstände zum Ziele hatten." (RB. Magdeburg.)

„In der chemischen Industrie war es bisher im allgemeinen üblich, nur den gesundheitlich gefährdeten Arbeitern eine als Arbeitszeit bezahlte Waschzeit zu gewähren; nunmehr sind, dem Verlangen der Arbeiter entsprechend, allen Arbeitern, die schmutzige Arbeit zu leisten haben, eine Waschzeit von fünf Minuten vor den Mahlzeiten und wöchentlich einmaliges Baden während der Arbeitszeit zugebilligt worden. Eine ähnliche Bestimmung wurde später in den Reichstarif für die chemische Industrie aufgenommen." (RB. Merseburg.)

„Bei zahlreichen Besichtigungen wurden die Arbeiterausschüsse bei der Vornahme von Unfalluntersuchungen hinzugezogen, wobei ihnen Aufklärungen auf dem Gebiete des Unfallschutzes gegeben wurden. Daß auch bei den Arbeitern ein reges Verständnis für den Unfallschutz wach wird, beweist eine Bestimmung in der neu erlassenen Arbeitsordnung einer Gerbstoffabrik, die auf Antrag des Arbeiterausschusses aufgenommen wurde. Hiernach werden Zuwiderhandlungen gegen die im Interesse des Arbeiterschutzes erlassenen Bestimmungen im ersten Falle mit 5 M. bestraft, im Wiederholungsfalle mit 10 M. Bei erneuter gröblicher Verletzung erfolgt sofortige Entlassung." (RB. Schleswig.)

„Einen gewissen Rückschluß auf den allgemeinen Gesundheitszustand der Fabrikarbeiter läßt die Tatsache zu, daß im Jahre 1919 nach der Statistik der Betriebskrankenkassen von drei großen Fabriken im Durchschnitt auf 100 männliche Arbeiter 30 bis 40 Krankheitsfälle mit zusammen 600 bis 900 Krankheitstagen entfielen, während im Laufe der Kriegsjahre 1915 bis 1918 die Krankheitsfälle allmählich von etwa 50 bis auf 150 und die Krankheitstage von etwa 600 bis auf 2000 gestiegen waren. Auch bei den Arbeiterinnen waren die Krankheitsziffern im Jahre 1919 wesentlich kleiner als besonders in den letzten Kriegsjahren. Bei Bewertung dieser Krankheitsziffern wird zu berücksichtigen sein, daß während der Kriegsjahre gerade die aushilfsweise beschäftigten, weniger widerstandsfähigen Arbeiter in den Fabriken überwogen, ferner auch, daß bei der starken Spannung zwischen den jetzigen hohen Löhnen und dem ziemlich geringen Krankengelde die Krankmeldung von den Arbeitern nach Möglichkeit vermieden wird."

„In einigen großen Fabriken bestehen jetzt häufig benutzte Einrichtungen für Höhensonnebestrahlung. Außer bei Tuberkulose und Skrofulose werden sie zur Behandlung von Hautausschlägen, Drüsen, Rheuma und Blutarmut angewandt." (RB. Hannover.)

„Die kurzen Arbeitszeiten und Pausen haben das Bedürfnis nach Aufenthalts- und Umkleideräumen bei der Arbeiterschaft sehr verringert. Die Arbeiter nehmen während der kurzen Pausen ihre Mahlzeiten meist an ihren Arbeitsplätzen ein. In einer Pianofortefabrik war von dem Gewerbeinspektor die Beschaffung eines heizbaren Aufenthalts- und Umkleideraumes angeregt worden. Obwohl der Unternehmer durchaus nicht abgeneigt war, einen solchen Raum der Arbeiterschaft zur Verfügung zu stellen, erklärte der zur Verhandlung zugezogene Arbeiterausschuß, daß er auf einen solchen Raum verzichte, da dieser bei den kurzen Pausen im Betriebe doch nicht benutzt werden würde." (RB. Hildesheim.)

„Der Gesundheitszustand der Arbeiter war nach den Angaben von Krankenkassen im vergangenen Jahr, mit Ausnahme der letzten Wochen, in denen die Grippe wieder stärker auftrat, befriedigend. In einem Eisen- und Stahlwerk mit rund 2600 Arbeitern besserte sich der Gesundheitszustand gegenüber dem Vorjahre, in dem die Arbeiterschaft von der Grippe stark heimgesucht worden war, derart, daß der Prozentsatz der Erkrankten von 9,3 im Januar allmählich bis auf 2,9 im November fiel. Das Jahresmittel betrug 6% gegenüber 7,5 im Vorjahre." (RB. Osnabrück.)

„Ein kennzeichnendes Bild der Vernachlässigung bot eine Drahtwarenfabrik. Die Verwahrlosung und der bauliche Zustand der Arbeitsräume waren derart, daß Bedenken bestanden, den Betrieb überhaupt noch weiter zu dulden. Die Decken und Wände ließen zum Teil Wind und Wetter eindringen. Die Fußböden zeigten große Löcher und Pfützen. Die Verkehrswege waren durch Altmaterial, Gerümpel usw. so verbaut, daß man sich in den zum Teil ganz dunklen Räumen nicht ohne Gefahr bewegen konnte. Der Betriebsunternehmer wurde mit allem Nachdruck angehalten, wenigstens die größten Mißstände zu beseitigen.

Der Gesundheitszustand der Arbeiter war wegen des noch immer großen Mangels an Lebensmitteln im allgemeinen nicht einwandfrei; er kann aber auch nicht gerade als schlecht bezeichnet werden. Viele Industriearbeiter konnten infolge der verhältnismäßig hohen Einkünfte, der Lebensmittelzulagen und der verhältnismäßig billigen Wohnungen eine bessere Lebenshaltung führen als manche andere Arbeiter, Handwerker, Angestellte und Beamte.

Die in den Betrieben zum Schutze der Gesundheit getroffenen Einrichtungen hatten — wenn man auch hier von der Textilindustrie absieht — durch den Krieg außerordentlich gelitten. Die Heizungs-, Lüftungs-, Beleuchtungs- und Staubbeseitigungseinrichtungen waren vernachlässigt. Dasselbe gilt von den Umkleide-, Wasch-, Bade- und Aufenthaltsräumen, insbesondere aber von den Abortanlagen. Im einzelnen wurde beobachtet, daß die Zentralheizungsanlagen vielfach nicht benutzt werden konnten, weil sie entweder nicht in Ordnung waren, oder weil es an Kohlen fehlte. Man konnte deshalb oft Kokskörbe in den Arbeitsräumen gewahr werden. Da aber kein Mittel zum alsbaldigen Ersatz dieser gesundheitsschädlichen Heizungsart angegeben werden konnte, mußte sie vorübergehend geduldet werden. Die Lüftungsflügel in den Sägedächern der Fabriken waren vielfach ungangbar. Die Zugschnüre waren zerrissen, Ventilatoren ohne Antriebsriemen, Wascheinrichtungen waren verschmutzt und zerbrochen, die Hähne und Abflüsse verstopft. Die Wohlfahrtsräume wurden als Lager für Roh- oder Fertigware benutzt. Waren Fabriken in der Kriegszeit erweitert oder verändert worden, so hatte man meist keine Bauerlaubnis eingeholt. Hier und da hatte man auch völlig ungeeignete Boden- oder Kellerräume zu Arbeitsräumen umgewandelt, ohne daß ein behördlicher Einspruch erhoben werden konnte. Nach Beendigung des Krieges waren die Betriebsinhaber aufs eifrigste bemüht, die Arbeitsräume und Betriebseinrichtungen wieder in gebrauchsfähigen Zustand zu versetzen. Zur Wiederherrichtung der sogenannten Wohlfahrtsräume bedurfte es jedoch oftmals besonderer Anregung durch die Gewerbeinspektoren. Zwang auszuüben, war nicht erforderlich." (RB. Osnabrück.)

„Daß seitens der Arbeiterschaft der Bekämpfung der ihnen bei ihrer Arbeit drohenden Gesundheitsschädigungen immer regere Aufmerksamkeit zugewendet wird, geht außer aus den schon in früheren Abschnitten dieses Berichtes erwähnten Anregungen der Arbeiterausschüsse besonders auch daraus hervor, daß die Gewerkschaften in Bielefeld den Gewerbeinspektor ersucht haben, zunächst für ihre Vertrauensleute innerhalb der einzelnen Betriebe Vorträge über Gewerbehygiene zu halten. Diesem Ersuchen wurde selbstverständlich bereitwilligst entsprochen.

Die Notwendigkeit der Einrichtung von genügend großen und angemessen eingerichteten Speiseräumen in zahlreicheren Betrieben als bisher ergibt sich als Folge der achtstündigen täglichen Arbeitszeit und der damit zusammenhängenden, meist auf Wunsch der Arbeiterschaft erfolgten Verkürzung der Mittagspause auf eine halbe Stunde, wodurch die Arbeiter genötigt sind, ihre Mittagsmahlzeit innerhalb der Betriebsstätte einzunehmen." (RB. Minden.)

„Über den Gesundheitszustand der Arbeiterschaft gibt eine Übersicht des Originalberichtes Aufschluß, in der für die Jahre 1913 und 1919 die Zahlen der Erkrankungen in mehreren Betrieben des Stadtbezirkes Cöln mit eigenen Betriebskrankenkassen gegenübergestellt sind.

Die Übersicht läßt erkennen, daß die Erkrankungen, auf 100 Personen berechnet, in allen sechs Betrieben gegenüber 1913 zugenommen haben. Berücksichtigt man, daß die derzeitig verhältnismäßig geringen Sätze des Krankengeldes es den Arbeitern nicht mehr gestatten, die Arbeit bei leichter Erkrankung einige Tage auszusetzen, so kann die Zunahme der Fälle wirklicher Erkrankungen sicherlich höher eingeschätzt werden, als sie durch die erbrachten Zahlen zum Ausdruck kommt. Beachtenswert ist ferner, daß die Zahl der Erkrankungen bei den Frauen im Berichtsjahre nicht nur absolut viel größer war, sondern auch erheblich stärker zugenommen hat als bei den Männern. Man darf annehmen, daß die Frauen infolge ihrer schwächlichen Konstitution, der geringeren Entlohnung und ihrer häuslichen Verpflichtungen viel mehr unter den Entbehrungen der Zeit zu leiden haben als die Männer." (RB. Cöln.)

Bayern.

„Von wissenschaftlichen Veröffentlichungen erschienen im Berichtsjahre nachstehende 12 Arbeiten im Druck:

Untersuchungen über die gewerbliche Quecksilbervergiftung Zentralbl. für Gew.-Hyg. 1919, 1/3. — Gewerbehygienische Erfahrungen aus der bayerischen Rüstungs-Industrie. Öffentliche Gesundheits-Pflege 1919, 8. — Porzellanindustrie und Tuberkulose. Beiträge zur Klinik der

Tuberkulose, Bd. 42, 2 (1919). — Einiges von der gewerblichen Bleivergiftung. Jahreskurse für ärztliche Fortbildung 1919, 9. — Gewerbekrankheiten und Unfall, ebenda. — Erstrebtes und Erreichtes in der Arbeiterschutzgesetzgebung. Deutsche med. Woch. 1919, 13. — 10 Jahre gewerbeärztlicher Dienst. Zeitschrift für Med. Beamte 1919, 13. — 10 Jahre Landesgewerbearzt, Münchener med. Woch. 1919, 15. — Über Hautschädigungen durch Teer- und Naphthaabkömmlinge und ihre photodynamischen Beziehungen. Zentralbl. für Gew.-Hyg., 1919, 9/11. — Die Giftigkeit der Pikrinsäure, ebenda 1919, 11/12. — Gewerbehygienische Übersicht, Münchener med. Woch. Nr. 21 und Nr. 50.

Weitere Arbeiten wurden vorbereitet. In 5 Unfallsachen wurden z. T. umfangreiche Obergutachten für die obersten Spruchinstanzen abgegeben.

Die während der Kriegsjahre nur höchst mangelhaft durchgeführte Meldung der gewerblichen Vergiftungen hat auch im Berichtsjahre noch keine erhebliche Verbesserung erfahren; es bedarf für die nächsten Monate einer weitgehenden Aufklärung in den Kreisen der Ärzte und der Krankenkassen, um eine möglichst restlose Durchführung zu erreichen. Infolgedessen sind die eingelaufenen Meldungen durchaus unvollständig; die nachstehenden Zahlen geben nur ganz schwache Anhaltspunkte für die Beurteilung der wirklichen Verhältnisse. Von den in Bayern meldepflichtigen gewerblichen Vergiftungen bzw. Gesundheitsschädigungen wurden gemeldet solche durch:

Blei	25
Quecksilber	eine größere Anzahl mit leichten Symptomen,
Phosphor	1
Arsen	5 (Schweinfurtergrün-Ekzeme),
Nitrose Gase	—
Benzin, Benzol, Schwefelkohlenstoff	—
Aromatische Nitro- und Amidoverbindungen	2

„Außerdem wurden noch verschiedene andere, nicht meldepflichtige chemische Schädigungen gemeldet:

Vergiftungen durch Salzsäure	1
Chlor	7
Schwefelwasserstoff	1
Antimon	1
Kohlenoxyd	4
unbekannte Substanzen	1

ferner Hautschädigungen durch Kalk und Lauge 2, Bohröle 2, Farben bzw. Terpentinersatz 6.

Druckluftarbeiten wurden in Bayern erst gegen Ende des Berichtsjahres vorgenommen; ein Erkrankungsfall wurde hier noch nicht beobachtet. Weitere gewerbliche Erkrankungen bzw. Vergiftungen wurden den Gewerberäten gelegentlich der Revisionen persönlich mitgeteilt; vgl. hierzu die Angaben in den einzelnen Berichten!" (Dr. Koelsch.)

„Daß durch die Abschaffung der Nachtarbeit in Bäckereien ein wichtiger Fortschritt in gesundheitlicher Beziehung erreicht wurde, wird immer mehr nicht allein von den Arbeitern, sondern auch von den Arbeitgebern anerkannt." (Oberpfalz.)

„Seitens der Arbeitnehmer, die sich im Vorstand einer Betriebs-krankenkasse eines der größten Werke befinden, wurde hervorgehoben: daß Arbeiter, die krank und erschöpft sind und sich sonst krank melden würden, lieber bis zum äußersten arbeiten, da bei der gegen-wärtigen Teuerung mit dem Krankengeld nicht auszukommen sei. Arbeitsunfähig gemeldete Arbeiter nehmen öfters aus Geldverlegenheit bald und zu frühzeitig wieder die Arbeit auf." (Nürnberg-Fürth.)

Bei den Betriebsbesichtigungen zeigte sich in zahlreichen An-trägen und Anregungen der Betriebsräte an die Gewerbeaufsichts-beamten die besondere Aufmerksamkeit und das Verständnis der Arbeitervertreter für die hygienischen Einrichtungen der gewerblichen Anlagen.

„Über Berufserkrankungen von Arbeitern kam seitens der Kranken-kassen in 6 Fällen Mitteilung, und zwar über 2 Bleivergiftungen in Buchdruckereien (1 Gehilfe, 1 Lehrling), über 2 Kohlenoxyd-gasvergiftungen in einem Gaswerk (Hilfsarbeiter) und bei einem Me-chaniker (Lehrling), über 1 Hauterkrankung (Ätzgeschwür) in einer Seifenfabrik (Arbeiterin) und über 1 Salzsäurevergiftung bei einem Spengler (Lehrling)." (Schwaben.)

„Einige Fälle von leichten Quecksilbervergiftungen traten bei den Arbeiterinnen auf, welche mit dem Abknallen der Zündhütchen an zerlegter Infanteriemunition zu tun hatten. In der noch bestehenden Zünderzerlegungsstelle werden die Zündhütchen durch Einwerfen in offenes Koksfeuer zerstört, um derartige Gesundheitsschädigungen hint-anzuhalten. Verschiedentlich werden im Aufsichtsbezirk noch queck-silberhaltige Metallverbindungen zum Löten verwendet." (Schwaben.)

Sachsen.

„Der Gesundheitszustand der Arbeiterbevölkerung hat sich nach Mitteilung mehrerer Krankenkassen seit Kriegsende im allgemeinen gebessert. Nur der auf körperliche Anstrengung und mangelhafte Ernährung in den Kriegsjahren zurückzuführenden Ausbreitung der Lungenschwindsucht konnte noch kein Einhalt getan werden." (Chemnitz.)

Hessen.

„Die Zahl der gewerblichen Erkrankungen ist gegenüber den Kriegs-jahren und auch gegenüber der Vorkriegszeit sehr gering, was seinen Hauptgrund in den wirtschaftlichen Verhältnissen hat, wie vor allem in dem Mangel an Bleiverbindungen in der Töpferei und im Weiß-bindergewerbe, ferner in dem Fehlen von ausländischen ungegerbten

Tierfellen, und dann in der Stillegung der gefährlichen Granatenfüll-
betriebe, die in den letzten Jahren so viele Opfer forderten.

Durch die vorgenannten Umstände ergibt sich, daß von Bleivergiftungen, Milzbrand, Quecksilbererkrankungen im Aufsichtsbezirk kein
einziger Fall durch die zuständigen Stellen zu unserer Kenntnis gelangte.
Es ist dabei zu beachten, daß, wenn auch die drei Bleiweißfabriken
unseres Bezirkes immer noch vollkommen stilliegen, doch immerhin
in mehreren Töpfereibetrieben in den Kreisen Dieburg und Erbach
Bleiglasuren hergestellt wurden, so daß für diese Art von Krankheiten
immerhin Möglichkeiten vorlagen." (Offenbach.)

Kleinere Bundesstaaten.

„Der Gesundheitszustand der gewerblichen Arbeiter war im Berichtsjahre im allgemeinen gut. Der Prozentsatz der ‚Kranken' zur Mit-
gliederzahl der Krankenkassen ist denn auch überall ganz wesentlich
gegen die Kriegsjahre zurückgegangen. Während er im Jahre 1917
bei der Ortskrankenkasse in Worms beispielsweise durchschnittlich
57,4 Proz. betrug, ist er im Jahre 1919 auf 5,85, 3,18 und später
auf 2,5 Proz. zurückgegangen. Wenn hieran auch teilweise das Verschwinden der Grippeepidemie schuld ist, so sind diese erfreulichen
Erscheinungen wohl zweifellos auch auf die ständig steigenden Löhne,
die bessere Ernährungsmöglichkeit, die verkürzte Arbeitszeit und verminderte Inanspruchnahme der Arbeitskraft zurückzuführen. Besondere
Beobachtungen über gesundheitliche Schädigungen von Arbeitern infolge der gewerblichen Arbeit sind im Berichtsjahre nicht gemacht
worden."

„Die Firma Schott und Genossen richtete einen Gesundheitsaus-
schuß ein, bestehend aus dem Oberingenieur, einem Meister und vier
Arbeitern; der Ausschuß untersucht Unfälle und gewerbliche Erkrankungen. Er nimmt auch selbst monatlich Besichtigungen vor. Er
hat damit einen Teil der Obliegenheiten des Arbeiterausschusses übertragen erhalten und sich bisher durchaus bewährt." (Sachsen-Weimar.)

„Die Gesundheitsverhältnisse in der Arbeiterbevölkerung sind im
allgemeinen nicht gut, was in erster Linie auf die schlechte Ernährung zurückzuführen ist; die hygienischen Verhältnisse in den Arbeitsräumen der Fabrikanlagen spielen dabei erst die zweite Rolle. Daher
wurden auch Erkrankungen, die auf eine bestimmte gewerbliche Tätigkeit zurückzuführen sind, im Berichtsjahr nicht bekannt, auch Bleivergiftungen wurden nicht gemeldet." (Sachsen-Meiningen.)

„Teilweise klagten die Bezirksärzte über vermehrtes Auftreten der
Tuberkulose, bezeichneten aber nicht gewerbliche Einflüsse als die
Ursache hierzu, sondern die immer noch traurigen Ernährungsver-
hältnisse." (Sachsen-Altenburg.)

„Obgleich die Frauenarbeit im Umfang des Vorjahres bestehen
geblieben ist, so ist in den Industriegruppen, die eine besonders erhöhte körperliche Arbeitsleistung erfordern und daher in der Vorkriegszeit fast ausschließlich von Männern ausgeführt wurde, ein starkes

Abwandern in die Industriegruppen zu verzeichnen, in denen schon die Frau vorwiegend in der Vorkriegszeit tätig war. Vom gesundheitlichen Standpunkt ist dies zu begrüßen, da derartige Arbeitsleistungen, die in jenen Industriegruppen gefordert werden müssen, nur von besonders kräftigen, weiblichen Personen ohne Schaden ausgeführt werden können". (Schwarzburg-Sondershausen.)

„Mit Rücksicht darauf, daß Epidemien nicht aufgetreten sind, war der Gesundheitszustand, abgesehen von den durch die Ernährung bedingten Veränderungen, im allgemeinen befriedigend. Eine Verminderung der Leistungsfähigkeit der Industriearbeiter infolge ungenügender Ernährung war zu beobachten; zum Teil ist diese Erscheinung aber auch auf Arbeitsunlust mit zurückzuführen. In welchem Verhältnis beide Erscheinungen zueinander stehen, darüber lassen sich jedoch ziffernmäßige Angaben nicht machen.

Bemerkenswert ist die Beobachtung, daß infolge der hohen Löhne leichterkrankte Arbeiter sich scheuen, die Krankenkasse in Anspruch zu nehmen, um den hohen Verdienst nicht zu verlieren". (Lübeck.)

„Im Laufe des Jahres haben sich mit Ausnahme der großen Betriebskassen die in Hamburg bestehenden Krankenkassen der einzelnen gewerblichen Berufe an die allgemeine Ortskrankenkasse angeschlossen. Da diese Kasse eine ausgedehnte statistische Abteilung eingerichtet hat, wird in Zukunft über Zahl und Dauer der Erkrankungen unter der gewerblich tätigen Bevölkerung ein guter Überblick gewonnen werden können". (Hamburg.)

„Aus einer chemischen Fabrik, deren Genehmigungsurkunde hinsichtlich der herzustellenden Erzeugnisse ziemlich weiten Spielraum zuläßt, wurde bekannt, daß gelegentlich ohne Kenntnis des Gewerbeaufsichtsamts Erzeugnisse hergestellt waren, durch welche bei unzureichender Vorsicht die Arbeiter erheblich gefährdet werden können (ungenügender Bericht. — Ref.). Um die Wiederholung eines solchen Vorkommnisses zu verhüten, hat der Gewerbeinspektor der Firma aufgegeben, ein genaues Verzeichnis der zurzeit hergestellten Präparate einzureichen und dies Verzeichnis sofort zu ergänzen, wenn Änderungen in den hergestellten Erzeugnissen vorgenommen werden". (Hamburg.)

„In den Arbeitsräumen und gesundheitlichen Betriebseinrichtungen ist im allgemeinen der frühere Zustand, nachdem die mit der Kriegsindustrie oft verbundene Überfüllung der Arbeitsräume aufgehört hat, ohne behördliche Einwirkung wieder hergestellt worden. Auch die Anlagen, die während der Kriegszeit stillgelegen hatten, wurden ordnungsmäßig hergerichtet, bevor sie wieder in Betrieb genommen wurden. Etwaige Mißstände wurden durch die Besichtigungen oder durch Beschwerden der Arbeiter bald bekannt und konnten, wenn keine Umbauten erforderlich waren, wofür es an Baustoffen fehlte, meistens ohne weiteres erledigt werden. Selbst mechanische Entlüftungs- und Entstaubungseinrichtungen wurden, wo sie nötig waren, trotz der Schwierigkeiten bei der Beschaffung der Absaugevorrichtungen und Rohrleitungen schnell bereitgestellt."

„Durch den ständigen Verkehr zwischen Medizinalamt und Gewerbeaufsichtsamt und durch die gemeinschaftlichen Besichtigungen der Gewerbebetriebe ist in Hamburg bei allen gewerbehygienischen Fragen das Zusammenarbeiten und die gegenseitige Unterstützung der Medizinalbeamten und Gewerbeaufsichtsbeamten gesichert. Da der Reichsarbeitsminister in einem an die Landesregierungen gerichteten Schreiben auf die Bedeutung der ärztlichen Mitwirkung bei der Gewerbeaufsicht hingewiesen hat, wurde mit dem Medizinalamt darüber verhandelt, in welcher Weise die ärztliche Mitarbeit in Hamburg wohl noch gefördert werden könne. Es wurde vereinbart, monatlich einmal auf dem Gewerbeaufsichtsamt eine Beratung für gewerbehygienische Fragen abzuhalten. Seit Herbst des letzten Jahres haben diese Sitzungen regelmäßig stattgefunden; beteiligt haben sich daran je ein ärztlicher Vertreter der Stadtärzte, des Instituts für Schiffs- und Tropenkrankheiten und des Hygienischen Institus, die wissenschaftlichen Beamten und Assistentinnen des Gewerbeaufsichtsamtes. Bei diesen Beratungen werden allgemeine Fragen durch je einen technischen und ärztlichen Berichterstatter vorgetragen, in den nachfolgenden Erörterungen werden die beiderseitigen Erfahrungen ausgetauscht; alle schwebenden Angelegenheiten werden in Wechselrede besprochen. Durch diesen Meinungsaustausch ist der gesundheitliche Schutz der Arbeiter für hamburgische Verhältnisse in zweckmäßiger Weise geregelt; die Einrichtung ist insbesondere geeignet, den Gewerbeaufsichtsbeamten eine Übersicht über den Stand der neuen medizinischen Erfahrungen und Forschungen auf gewerbehygienischem Gebiete zu sichern und ihren Blick für die erforderlichen technischen Maßnahmen zu schärfen." (Hamburg.)

Österreich.

„Der Betriebsleiter einer Blechwarenfabrik klagte ebenso wie der einer Maschinenfabrik über den Niedergang solcher Arbeitsleistungen, bei denen abnormal Körperkraft (wie in der Blechdruckerei) oder im zweiten Falle erhöhte geistige Tätigkeit für Präzisionsarbeit verbraucht wird. Sie schreiben diese Erscheinung der Unternährung der Arbeiter zu." (Wien I.)

Schweiz.

„Die Tabelle über Berufskrankheiten (s. Tab. I, woselbst alle 4 Inspektionskreise vereinigt sind — Ref.) enthält nur 9 Fälle, betreffend die Liste vom Jahre 1901, hingegen wurden 42 nicht dahingehörige Fälle gemeldet, neuzeitliche Verbrennungen durch Säuren oder Alkalien, Kalk usw., lauter Fälle, die sich nicht in die vom Bundeskongreß durch das Gesetz vom 18. Januar 1901 einbezogenen einfügen lassen. Schutzmaßnahmen. Seit dem in Krafttreten des Versicherungsgesetzes ist eine Änderung in der Art und Weise in Kraft getreten, wie der Schutz gegen Unfälle gehandhabt wird. Art. 65 des Gesetzes vom 13. Juni 1911 sagt, daß in jedem der Versicherung unterworfenen

Tab. I. Gewerbliche Krankheiten in der Schweiz im Jahre 1917 und im ersten Vierteljahr 1918.

Ursache der Erkrankung	Vorübergehende Arbeitsunfähigkeit		Tod	Art der Erkrankung
	Fälle	Tage		
Ammoniak	6	108	—	Entzündung der Augen u. Hände.
Anilin	3	28	—	Intoxikation der Leber.
Benzol	1	20	—	Ätzungen.
Blei, seine Verbindungen und Legierungen	5	256	—	Bleikolik.
Brom	2	20	—	Ekzeme.
Bromäthyl	1	390	2	
Carbolsäure	5	161	—	Ätzungen, Ekzeme.
Chlor, Chlorschwefel . . .	21	537	—	Ekzeme, Durchfall, Schwindelanfälle akuter Bronchialkatarrh, Ätzwunden an Händen u. Armen.
Chlorkalk	14	216	—	Ekzeme.
Chromverbindungen . . .	1	13	—	Ätzungen.
Flußsäure	1	40	—	wunde Hände.
Kohlenoxyd	14	634	—	Gasvergiftung, körperl. Schwäche, Unwohlsein, Vergiftungen.
Nitrobenzol, Nitrochlorbenzol	15	288	1	Blausucht.
Dinitrobenzol	47	634	—	Blausucht, Ekzeme, Nierenentzündung.
Nitrose Gase (Salpetersäuredämpfe)	15	812	—	Kopfschmerz, Atembeschwerden, Bronchitis.
Phenylhydrazin	3	34	—	Ekzeme.
Phosgen	1	31	—	Atembeschwerden.
Phosphorchlorid	2	24	—	Augenentzündung.
Salzsäure, Schwefelsäure, Schweflige Säure	21	529	–	Ekzeme, Atembeschwerden, Ätzwunden, Bronchitis, Katarrhe.
Schwefelwasserstoff	2	555	—	Bronchitis.

Betriebe „der Unternehmer oder sein Stellvertreter alle Maßnahmen ergreifen muß, die nach der Erfahrung nötig sind", und daß „die Bundesregierung jede ihr nützlich erscheinende Maßregel anordnen kann." (I. Kreis.)

England.

„Im Berichtsjahre wurden Angelegenheiten der Gewerbekrankheiten mit dem Verband der Messingindustrie und dem interimistischen Komitee zur Verbesserung der Patentfeuerungen besprochen. Ferner fanden Verhandlungen mit Vetretern der Arbeitgeber und Arbeitnehmer zur Untersuchung der Verhältnisse in der Schuhwarenindustrie statt. Zu Stoke und Trent nahm ich auf Einladung des Komitees für Untersuchungen, Erfindungen und Entwürfe des Nationalverbandes der Keramischen Industrie an dessen Sitzungen teil, wo ich bemüht war, die Verhältnisse der Porzellanarbeiter möglichst zu verbessern. Ferner wurden neuerlich mit der englischen Gesellschaft zur Herstellung von Glaswaren für wissenschaftliche Zwecke mittelst Lampengebläse Besprechungen abgehalten.

Die periodische Untersuchung der Brikettarbeiter wurde eingeführt, wobei die entsprechende Organisation von Dr. H. A. Scholberg, Pathologen des Königlichen Krankenhauses zu Cardiff, Dr. A. F. S. Sladden, Pathologen des Allgemeinen Krankenhauses zu Swansea, und Dr. W. W. Hellyer zu Port Talbot ausgearbeitet wurde. Bei dieser Gelegenheit wurde den 300 bei Patentfeuerungen in Swansea beschäftigten Arbeitern der Rat erteilt, daß diejenigen unter ihnen, die mehr als 10 Jahre bei der Brikettfabrikation tätig sind, sich freiwillig unter ärztliche Kontrolle stellen mögen, um der Entwicklung von inoperablem Krebs vorzubeugen. Eine kleinere Besprechung dieser Art fand zu Newport statt. Diese Untersuchung muß wenigstens gegenwärtig eine freiwillige sein. Da aber die Arbeiter sehen, daß sie in erster Linie zu ihrem Nutzen erfolgt, ist zu hoffen, daß sie nicht beiseite gelassen wird. In der Tat, zur Behandlung der Krankheitserscheinungen ist alles vorgesehen, was möglich ist, solange die Ursache unbekannt ist, aber diese kann nur vorgesehen werden, wenn die Fälle in möglichst frühzeitigem Stadium erkannt werden. Um die Ursachen zu ergründen, werden jetzt gemeinsam mit dem ärztlichen Untersuchungskomitee Erhebungen gepflogen und zu Cardiff Untersuchungen über die Natur der Affektion und die Arbeitsbedingungen angestellt. Wir sind Herrn Dr. Norman Walker für die Hilfe verpflichtet, die er uns infolge seiner Kenntnisse der in mannigfacher Richtung ähnlichen Arbeitsbedingungen in den Paraffinfabriken und Erdölwerken Schottlands geleistet hat, ferner danken wir Miß Rae für die kunstvolle Anfertigung von Wachsmodellen, betreffend die verschiedenen Stadien der Erkrankung, die zur Demonstration vor den Unternehmern, Arbeitern und anderen Personen sehr zweckmäßig waren, um sie für frühzeitige Behandlung zu gewinnen. In der Erdölindustrie ist nunmehr eine freiwillige Untersuchung der Arbeiter der Paraffinbetriebe eingeführt worden.

Hinsichtlich der verschiedenen Wohlfahrtseinrichtungen, die im Laufe des Jahres in der Früchtekonservierung, den Ölmühlen, Darmwäschereien, Waschanstalten getroffen wurden — lauter Angelegenheiten der ersten Hilfe, entsprechend den speziellen Bedürfnissen dieser Industrien —, wurde uns Bericht erstattet. Spezielle Untersuchungen haben stattgefunden seitens des Dr. Bridge betreffend Hauterkrankungen durch Orangen- und Limonenschälen bei der Marmeladenerzeugung und bei der Darmwäscherei.

Zu Jahresbeginn hielt Dr. Collis in verschiedenen Teilen des Landes Besprechungen zur Sicherung gemeinsamer Arbeit mit den Tuberkuloseärzten ab, die zu periodischen Untersuchungen nach dem Silicosis-Gesetze vertragsmäßig angestellt worden waren. Zu ihrer

Belehrung wurden seine Vorträge über gewerbliche Pneumokoniosen mit besonderer Berücksichtigung der Staubphthise von Staats wegen vervielfältigt. Dr. Collis 11jährige Dienste enden mit seiner Ernennung zum Professor der Hygiene an der Universitat zu Cardiff, Wales.

Zur Ergänzung bereits besprochener Punkte wurde Dr. Bridge mit der Untersuchung der bei der Erzeugung von Körperthermometern beschäftigten Arbeiter betraut. Er machte Mitteilung von den Schwierigkeiten, die sich im Zusammenhang unter Anwendung der Verordnungen über erste Hilfe und Ambulanzen ergaben. Dr. Bridge stellte genaue Untersuchungen über den ungünstigen Einfluß an, den das elektrische Schweißen auf die Augen ausübt und der von vorübergehender Blindheit gefolgt ist. Die Untersuchungen wurden gemeinsam mit Mr. G. Scott Ram, Elektrizitätsinspektor, angestellt. Er stellte auch gemeinsam mit Mrs. Bridge Untersuchungen über den Einfluß von Trethammerschmieden auf Frauen an, kam aber nicht zum Resultat, daß diese von der Arbeit auszuschließen seien. Zusammen mit Mr. Jakson untersuchte er den Einfluß des Staubes bei den Anfangsprozessen der Seidenfabrikation; ferner solche über Arsenwasserstoffvergiftungen in verschiedenen Industrien.

Im Oktober und November war ich in Amerika zur Internationalen Arbeitskonferenz zu Washington, hierauf zur Abhaltung einer Reihe von Vorträgen und zum Besuch der Industriezentren in verschiedenen Teilen der Vereinigten Staaten. Einer der Hauptpunkte der Konferenz war die Frage der Frauen- und Kinderarbeit in gesundheitsgefährlichen Industrien, und ich führte den Vorsitz im Subkomitee, das darüber Beratungen pflegte. Die Konferenz nahm den Bericht des Komitees an. Mit Rücksicht auf die Kürze der Zeit und da keine Definition darüber vorlag, was als gesundheitsgefährliche Arbeit betrachtet werden solle, wurde bloß 1. über Bleivergiftung, 2. Anthraxinfektion und 3. Vergiftung mit Kohlenoxyd verhandelt. Alle drei Schädlichkeiten befallen Männer, Frauen und Kinder in der Industrie, und die allgemeinen Grundsätze über die Ausschließung von Frauen und Kindern oder ihre nur beschränkte Verwendung auf diesem Gebiete treffen auch für alle anderen gesundheitsgefährlichen Arbeitsvorgänge zu. Der wichtigste Gesichtspunkt der in Bezug auf Frauenarbeit angewandt werden sollte, war, daß nur, wo eine Gefährdung der Mutterschaft nachgewiesen werden könne, die Grenze für Zulassung der Frauen zur Arbeit gezogen werden solle, und die Bleivergiftung ist die einzige, bei welcher eine solche Gefahr besteht. Die Schlußsätze hinsichtlich der Beschränkung der Frauenarbeit in den bleiverarbeitenden Industrien waren folgende: a) Wo metallisches Blei allein oder in Legierungen verwendet wird (Löterei, Schriftgießerei, Messingpolieren), soll die Frauenarbeit keinen Beschränkungen unterliegen. b) Wo Bleirauch und Staub nach der Natur der Arbeitsvorgänge entstehen müssen und ihre Abfuhr nach dem gegenwärtigen Stande der Technik nicht in genügendem Maße erfolgen kann, so daß Gefahr für die Nachkommeuschaft entsteht, soll ein Ausschluß der Frauen erfolgen. c) Wo Rauch und Staub zwar auftreten, aber entfernt werden können, so daß die Gefahr auf das kleinste Maß zurückgeführt werden kann, sind Frauen unter Beobachtung der nötigen Vorsichtsmaßregeln zuzulassen.

Bezüglich des Quecksilbers verlangte das Komitee mit Rücksicht auf die in Frankreich angestellten erfolgreichen Experimente, wonach die Verwendung von Quecksilbernitrat beim Beizen der Kaninchenfelle (= Bürsten mit einer Lösung des genannten Salzes) nicht notwendig sei, daß die Frage des Verbotes der Quecksilberbeize in der Hasenhaarschneiderei dem Jnternationalen Arbeitsamte unterbreitet werden und in der nächsten Tagung zur Verhandlung kommen solle.

Hinsichtlich des Milzbrandes empfahl die Konferenz, daß Vorkehrungen getroffen werden sollen, um mit Milzbrandsporen infizierte Wolle entweder im Lande, aus dem sie ausgeführt wird, oder, wenn dies nicht möglich wäre, im Lande der Einfuhr und zwar im Hafen der Desinfektion zu unterziehen.

Ein weiterer Satz war, daß jedes Mitglied der internationalen Arbeitsorganisation sobald wie möglich, wenn dies nicht schon erfolgt sei, nicht nur eine wirksame Form der Gewerbeinspektion einführen solle, sondern auch ein staatlicher Dienst geschaffen werden müsse, dessen spezielle Aufgabe es sei, die Gesundheit der Arbeiter zu schützen, die in steter Berührung mit dem Internationalen Arbeitsamte stehen sollte.

Hierauf hielt ich auf Einladung des Präsidenten A. Lawrence Lowell und der Mitglieder der Harward Universität einige Vorträge im Zusammenhang mit der Entwicklung einer neuen Abteilung für Gewerbehygiene an der Hochschule für öffentliches Gesundheitswesen. Vor meiner Rückkehr hatte ich Gelegenheit eine Reihe von Industriebetrieben in den Vereinigten Staaten zu besuchen, mit den Fabrikärzten und auf sozialem Gebiete tätigen Personen zu sprechen und anderen Personen, die mir alle gewünschten Auskünfte gaben. — Besonderes Augenmerk wandte ich denjenigen Einrichtungen in den Betrieben zu, die der ärztlichen Überwachung der Arbeiter, der Ausstellung von Eignungszeugnissen an Jugendliche für ihre Verwendungsfähigkeit und der Absaugung von Staub unh Rauch dienten. Dr. Quinby in den Kautschukwerken zu Hood, Dr. Jrvine Clark in den Metallwerken zu Norton, Dr. J. Britton in den »International Harvester Works« und Dr. Banks bei Thomas A. Edison, Orange, N. J., gaben mir ausführliche Auskunft über die Art und Weise, wie die ärztliche Untersuchung im Zusammenhang mit der Arbeit und dem sonstigen Fabriksdienst gehandhabt wird. Zu Chikago hatte ich Gelegenheit, Betriebe mit den beiden medizinischen Inspektoren Dr. Gibson und Dr. Apfelbach zu besuchen und von ihnen über die Art ihres Dienstes informiert zu werden. Zu Chikago sprach ich auch mit dem Chefinspektor Mr. Jones, in New York mit Miß Perkins, einer der Gewerbekommissarinnen, Mr. Gorner, Chef-Gewerbeinspektor und seinem technischen Fachmann Mr. Vogt, ferner mit drei medizinischen Gewerbeinspektoren, darunter Miß Bell, Gewerbeinspektorin.

Tab. II. Zahl der in England gemeldeten gewerb- und Milzbrandfälle.

	1919	1918	1917	1916	1915	1914
Bleivergiftung	207 (26)	144 (11)	317 (21)	348 (21)	381 (21)	445 (28)
1. Bleihütten und Bleischmelze	24 (5)	15 (1)	46 (1)	39 (4)	47 (1)	36 (3)
2. Messingindustrie	—	1	3 (1)	3	—	6
3. Bleifolie- u. Bleirohrerzeugung	2 (1)	—	3	3	3	4
4. Installation u. Löterei	10	24 (2)	34	12	17 (2)	27 (2)
5. Druckerei, Setzerei u. zugehör. Hilfsarbeiten	10 (1)	8 (1)	6 (3)	12	27 (3)	23 (1)
6. Feilenhauerei	—	2	4 (1)	8 (2)	2	11 (1)
7. Verzinnerei	2	2	2	4	3	10
8. Bleiweißerzeugung	10	—	17	18 (1)	40	29 (1)
9. Mennigeerzeugung	15	2	13	15	8	6
10. Porzellan und Steingutindustrie	21 (8)	11 (1)	15 (7)	23 (7)	26 (4)	27 (6)
10a. Abziehbildererzeugung für Keramik	—	—	—	—	—	1
11. Glasschleiferei u. Glaspoliererei	—	1	—	1	—	3 (1)
12. Emaillieren von Platten	1	—	1	5	5 (1)	11
13. Akkumulatorenfabrikation	48 (2)	16	27 (1)	44 (1)	64	41
14. Farbenerzeugung	11	3	10	22	12	21
15. Wagnerei	11 (3)	12 (3)	21 (2)	33	39 (5)	57 (4)
16. Schiffbau	8 (2)	9 (2)	19	25 (3)	18 (2)	31 (5)
17. Malerei im Dienste anderer Industrien	9 (3)	15	20 (1)	20	16 (2)	39
18. Andere Industrien	25 (1)	23 (1)	76 (4)	61 (3)	54 (1)	62 (3)
Phosphorvergiftung	1	3	3	2	3	—
Arsenvergiftung	4	3 (1)	30 (5)	—	3	2 (1)
Quecksilbervergiftung	7	9	17	18	6	10
Toxische Gelbsucht	3 (3)	34 (10)	190 (44)	206 (57)	—	—
Milzbrand	57 (9)	72 (8)	93 (12)	105 (16)	50 (8)	54 (7)
1. Wolle	34 (5)	53 (5)	57 (3)	79 (10)	27 (3)	26 (5)
2. Roßhaar	3 (1)	4 (2)	3 (1)	6 (3)	2	5
3. Häute u. Felle	16 (1)	14 (1)	29 (2)	18 (3)	18 (4)	15 (1)
4. Andere Industrien	4 (2)	1	4 (1)	2	3 (1)	8 (1)

Um mich über die ärztliche Untersuchung Jugendlicher vor ihrer Einstellung in Betriebe zu informieren, war ich bei den Begutachtungen wegen „Arbeitserlaubnis" in Chikago, Milwaukee und New York Stadt anwesend. Später nahm ich an einer zweitägigen Konferenz im Kinderbureau der Arbeitsabteilung zu Washington teil, dem u. a. die Aufstellung von Grundsätzen für die Verleihung von Eignungszeugnissen vor der Beschäftigung obliegt.

Auf Einladung der Rockefellerstiftung nahm ich zu New York an einer Konferenz über gewerbliche Medizin und Chirurgie teil und besuchte dort unter Führung des Dr. Gilman Thomson die Klinik

lichen Blei-, Phosphor-, Arsen-, Quecksilbervergiftungen
(Todesfälle in Klammer.)

1913	1912	Durchschnittszahlen			1902	1901	1900
		1909 bis 1911	1906 bis 1908	1903 bis 1905			
535 (27)	587 (44)	576 (35)	619 (20)	601 (23)	649 (14)	863 (34)	1058(38)
26 (3)	56 (7)	49 (4)	45 (2)	31 (1)	28	54 (3)	34 (1)
10	15	7	9	10 (1)	5	6 (1)	3
7	6	8 (1)	9	9	12	17	17 (1)
34 (1)	35 (5)	30 (1)	21 (2)	24 (2)	23 (1)	23	9
21 (1)	37	29 (2)	24 (2)	16 (2)	19	23 (1)	18 (2)
14	13	12 (1)	11 (1)	19 (2)	27	46 (7)	40 (3)
9	15 (1)	17	18	13	11	10	5
29 (2)	23	36 (2)	86 (3)	105 (1)	143 (1)	189 (7)	358 (6)
7	3	11	8	9	13	14	19
62 (11)	80 (14)	76 (7)	109 (8)	96 (3)	87 (4)	106 (5)	200 (8)
1	1 (1)	1	6	4	2	7	10
3 (1)	1 (1)	3 (1)	4 (1)	2	8 (2)	11 (3)	7
9	5	14	6	3	3 (1)	9	11
44	38 (1)	27 (1)	24	29	16	49 (1)	33
22 (1)	19	26 (1)	32	43 (1)	46	56	56 (1)
71 (2)	84 (7)	90 (6)	75 (4)	60 (4)	63 (1)	65 (4)	70 (5)
31 (1)	34 (2)	28 (3)	21 (1)	35 (1)	15 (1)	28 (1)	32 (2)
49 (3)	48 (3)	50 (1)	44 (2)	41 (2)	44 (1)	61	50 (5)
86 (1)	84 (2)	62 (3)	67 (3)	54 (1)	64	89 (1)	86 (4)
—	—	1	1	1 (1)	1 (1)	4	3
6	5	7	12 (1)	4	4	1	22 (3)
14	17	10	7	6	8	18	9
70 (7)	47 (6)	57 (11)	57 (13)	52 (13)	38 (9)	39 (10)	37 (7)
43 (4)	31 (6)	30 (5)	22 (5)	22 (6)	12 (2)	6 (4)	9 (2)
5 (1)	7	7	12 (3)	9 (2)	10 (2)	9 (1)	12 (3)
19 (2)	8	17 (3)	15 (3)	16 (3)	11 (5)	20 (5)	9 (1)
3	1	2 (1)	93	6 (3)	5	4	7 (1)

für invalide Soldaten, Seeleute und Zivilpersonen. Es ist dies eine Einrichtung, die als bleibend gedacht ist für alle durch einen Unfall in der Industrie, im Transportwesen, bei Explosionen, Straßenunfällen usw. invalid gewordenen Personen. Zu Toronto besuchte ich Herrn Professor Mc Leod, Obmann der Behörde zur Untersuchung der Ermüdungsverhältnisse in der Industrie in Kanada und Dr. Bott; zu New York sprach ich Herrn Professor F. S. Lee, Autor des bekannten Buches „Die menschliche Maschine".

Der Übersichtstabelle über bemerkenswerte Gewerbekrankheiten wird in Zukunft beigefügt: a) krebsartige Geschwüre durch Beschäfti-

gung mit Teer, Pech, Erdpech, Mineralöl, Paraffin und sonstigen aus
einer der genannten Substanzen hergestellten Stoffen bezw. deren Resi-
duen, b) Chromgeschwüre, da die Bestimmungen des Absatzes 73 des
Gesetzes vom Jahre 1901 auf behördliche Anordnung auf diese Erkrankungen Anwendung zu finden haben."

Erkrankungen durch Gase und Dämpfe.

„Es folgt eine tabellarische Übersicht der im Jahre 1919 vorgekommenen Unfälle durch Entweichen von Gas (siehe Tabelle III).
Die Zahlen der Vorjahre sind so angeführt, daß ein Vergleich möglich
ist. Drei Unfälle durch Arsenwasserstoff fehlen hier, da sie unter
Arsenvergiftung eingereiht sind.

Das Studium der Fälle führt abermals zur Überzeugung von der
Notwendigkeit der Ausrüstung mit Rettungsapparaten, die stets ge-
brauchsfähig sind und vom Arbeiter selbst verwendet werden
können, ferner von der Gefahr des Alleinarbeitens und von den
Gefahren, welche die Rettungsversuche unternehmenden Leute laufen."

Niederlande.

Art. 21 des Gesetzes betreffend Arbeit vom Jahre 1911 sagt:

1. Jeder Arzt ist verpflichtet, dem mit dem Vollzuge des Gesetzes
betrauten Minister oder einem von diesem bestimmten Beamten schrift-
lich die Anzeige betreffend alle in seiner Behandlung befindlichen
Krankheiten zu erstatten, welche von der Verwaltungsbehörde angegeben werden. Die Anzeigepflicht kann hinsichtlich einzelner dieser
Krankheiten beschränkt werden auf diejenigen Fälle, wo der Patient
in bestimmten, im allgemeinen festgestellten Betrieben arbeitet oder
innerhalb einer bestimmten Zeit vor der Erkrankung gearbeitet hat.

2. Die allgemeinen Bestimmungen der Behörden regeln die Frage,
in wieweit eine Entlohnung in Geld für die Anzeige zu erfolgen hat.

„Um diese gesetzliche Bestimmung in Erinnerung zu bringen,
wurden im Jahre 1919 in verschiedenen Abteilungen der Niederlän-
dischen Gesellschaft zur Förderung der Heilkunde durch den ärztlichen Fachmann der Gewerbeinspektion Vorträge mit Lichtbildern
gehalten.

Im Berichtsjahre wurden 105 Fälle zur Anzeige gebracht, die sich
nach Jahresmonaten folgendermaßen verteilten: Januar 9, Februar 4,
März 12, April 8, Mai 12, Juni 11, Juli 7, August 8, September 4,
Oktober 8, November 14, Dezember 8. In den Jahren 1912—18
betrug die Zahl der gemeldeten Erkrankungen 466, 261, 221, 201,
201, 254 und 155."

(Eine Erklärung für diese auffällige durch tatsächlichen Rückgang
der Berufskrankheiten nicht, durch Rückgang der industriellen Pro-
duktion kaum bedingte Abnahme der angezeigten Fälle wird leider
nicht versucht, man hätte umgekehrt allmähliche Zunahme der An-

zeigen durch Sicheinleben der Einrichtung erwarten sollen. — Der Bearbeiter.)

Unter den obengenannten 105 Fällen sind auch 67 einbegriffen, für die keine Anzeigepflicht bestand, da die Krankheiten nicht in die allgemeine Vorschrift aufgenommen waren, oder da der Befallene nicht in einer der Industrien arbeitete, auf die die Anzeigepflicht beschränkt ist, oder weil die Erkrankung von einem Unfall im Sinne des Unfallgesetzes gefolgt war."

Eine Übersicht des Originalberichtes gibt an, aus welchen Gemeinden und Provinzen die Anzeigen stammten und wieviel Ärzte daran beteiligt waren. Wie in früheren Jahren bedauert der Berichterstatter auch in diesem, daß aus verschiedenen industriereichen Landesteilen keinerlei Anzeigen einlaufen.

In einer Reihe von Industrien fanden ärztliche Untersuchungen der Arbeiter und Arbeiterinnen statt, die in einem Teil der Fälle zum Ausschluß aus Gründen der Gesundheit führten. Untersucht wurden die Arbeiterinnen in der Heringsindustrie, Ziegelei, keramischen Industrie. Die Leiden, die zur Untauglichkeitserklärung oder „unter Beobachtung stellen" für die bezügliche Arbeit führten, waren hauptsächlich Blutarmut, Chlorose, Herz- und Lungenerkrankungen (letztere waren z. T. tuberkulöser Natur), ferner gelegentlich Magenleiden, Basedow, Nierenentzündung, tuberkulöse Hüftgelenksentzündung, Ekzem u. a.

Tab. III. Gewerbliche Erkrankungen durch Gase und Dämpfe in England.

	1913		1914		1917		1918	
Kohlenoxyd u. z.	59	(7)	62	(9)	99	(18)	54	(13)
a) Hochofengas	20	(3)	20	(6)	22	(6)	17	(3)
b) Gas für Motoren (Saug-, Generator-, Mond-Dawsongas)	21		21		32	(8)	21	(3)
c) Leuchtgas	9	(4)	7	(1)	20		10	(4)
d) Andere kohlenoxydhaltige Gasarten	9		14	(2)	25	(4)	6	(3)
Kohlendioxyd	12	(1)	3	(1)	1		5	(5)
Schwefelwasserstoff	8	(1)	22	(3)	11	(4)	7	(1)
Schweflige Säure	1		1		2		1	
Chlor	1		2		3		4	
Nitrose Gase	—		9	(2)	62	(5)	27	(7)
Ammoniak	3		4	(1)	4	(1)	6	(1)
Benzol, Naphta, Petroleum	6	(2)	4	(2)	4	(2)	7	(4)
Tetrachloräthan	—		25	(4)	—		—	
Äther, Azeton	—		—		4		1	

Bei der Untersuchung der in den Hanfhecheleien beschäftigten Jugendlichen (12—16 Jahre) wurden Körpergröße und Muskelkraft, letztere mit dem Dynamometer, bestimmt, ersteres erfolgte auch bei den Jugendlichen in der Textilindustrie. Hier wurde bei den Mädchen besonders häufig Plattfuß konstatiert. In einer Kattunspinnerei hatten 37 Mädchen Kopfläuse in einer anderen 17. Bei Druckereilehrlingen

wurde ungemein oft Blutarmut, verminderte Sehschärfe, Augenbindehautentzündung, X-Beine, O-Beine, am häufigsten aber Plattfuß (304
Fälle) gefunden, auch war 28 mal Albuminurie, 24 mal Skoliose zu beobachten. Die Zahl der Untersuchten betrug 1377, von denen 34
abgewiesen wurden. Ursache der Abweisung war verminderte Sehschärfe (15), Lungenerkrankung (3), Lungentuberkulose (2), Bronchitis (2),
Herzerkrankungen (2), Albuminurie (2), starke Lordose mit Skoliose (1),
Plattfuß (2), allgemeine Körperschwäche, Unterentwicklung, Entwicke-
lungsfehler, Hauterkrankung (je 1).

Blei.
Deutsches Reich.
Preußen.

„An Bleivergiftung erkrankten sechs Setzer in Buchdruckereien;
in Malereien hat die Gefahr der Bleivergiftung erheblich abgenommen,
nachdem der Gebrauch von Bleifarben wegen der Knappheit und
des hohen Preises wesentlich zurückgegangen ist. Die schwere Erkrankung eines sonst körperlich kräftigen Bleilöters in einer Zellu-
losefabrik an chronischer Nierenentzündung und Herzmuskelentartung
wurde von dem behandelnden Kreisarzte auf Bleivergiftung während
siebenjähriger Beschäftigung zurückgeführt. Der Erkrankte gab auf
Befragen an, daß er den sanitären Vorschriften der Fabrikleitung zur
regelmäßigen Handwaschung und Mundspülung vor jeder Speisen-
einnahme nur selten nachgekommen sei.

Die Versorgung der gesundheitsschädlichen Betriebe mit Seife ist
nach dem Kriege etwas besser geworden, läßt aber noch immer zu
wünschen übrig. Auf die Benutzung der Fabrikbadegelegenheiten
mußte wegen des anhaltenden Kohlenmangels vorläufig verzichtet
werden. Auch die vor dem Kriege allgemein geforderten hygienischen
Anforderungen an die Einrichtung der Arbeitsräume mußten in vielen
Fällen mit Rücksicht auf bauliche Schwierigkeiten und den Material-
mangel vorläufig ermäßigt und auf geeignetere Zeiten vertagt werden. Feuerpolizeiliche und hygienische Anforderungen mußten indes für Kellerarbeitsräume einer Drogengroßhandlung auf Grund der
§§ 120 a und 120 b der GO. zum Schutz der Arbeiter gegen auf-
tretende Säuredämpfe zur Durchführung gebracht werden. Die Ab-
stinenzbewegung hat im allgemeinen zugenommen, da sie von der
Arbeiterbevölkerung selbst unterstützt wird, doch bleiben auch Aus-
schreitungen gesundheitlich gefährlicher Art durch Genuß von gemischtem Brennspiritus nicht aus". (RB. Königsberg).

„Die Bleierkrankungen — 10 Fälle — verteilen sich auf eine
Bleihütte (2), eine Bleiakkumulatorenfabrik (3) und die Kachelofen-
industrie (5). Zwei schwerere Fälle in der Bleiplattengießerei der
Akkumulatorenfabrik benötigten eine Heildauer von 78 und 84 Tagen.
Die übrigen waren leichterer Art. Die Arbeiterinnen einer Ofen-

kachelfabrik, die 7 bis 28 Tage krank waren, hatten die noch feuchte Glasurmasse an den Kanten der Kacheln abzubürsten. Es mußte auf gründliche Reinigung vor dem Einnehmen der Mahlzeiten und auf das Tragen von den ganzen Körper bedeckenden Arbeitskitteln gedrungen werden. Aus Verbleiereien und Bleipressereien sind keine Bleierkrankungen gemeldet worden." (R.B. Potsdam).

„Erkrankungen gewerblicher Arbeiter durch Bleivergiftung sind von den Betriebs- und Ortskrankenkassen den Gewerbeinspektionen nur ganz vereinzelt gemeldet worden. Sie betrafen mehrere Maler und Klempner, einen Schriftsetzer und einen Gitteranstreicher in einer Bleiakkumulatorenfabrik. Im letzten Falle ergab die Untersuchung des Betriebes einige Mängel der Anlage, deren Beseitigung sofort veranlaßt wurde." (L.P.B. Berlin.)

„Eine Mennigefabrik hat einige leichtere Fälle von Bleierkrankungen aufzuweisen. Sie sind zurückzuführen auf die mangelhafte Einrichtung der Anlage, insbesondere auf die Staubentwicklung an den Maschinen und Apparaten. Die Verwaltung will die Entwicklung der politischen Verhältnisse abwarten und dann gegebenenfalls die Fabrik völlig neu bauen. Bleierkrankungen sucht man durch häufigen Arbeiterwechsel innerhalb des Werkes zu begegnen. — In einer Teerverwertungsanlage erkrankte ein Bleilöter an Bleivergiftung. Die vom Werk gelieferten Respiratoren wurden nicht benutzt, da sie die Atmung behinderten und bei längerem Gebrauch lästig fielen. Nunmehr sollen den Arbeitern als Ersatz Flanelltücher zur Verfügung gestellt werden, die über den Mund herabhängen und, ohne die Atmung sehr zu behindern, den meisten Staub fernhalten. Die Beschaffung von Milch ist gegenwärtig leider nicht möglich, dagegen soll Kautabak geliefert werden, der die Speichelabsonderung begünstigt und das Ausspucken des eingeatmeten Staubes erleichtert. (Eine Maßregel, durch die vielleicht das Gegenteil des beabsichtigten Zwecks erreicht wird — Ref.) Endlich will man Akremninseife zur Verfügung stellen, die jetzt wieder zu haben ist. — Eine Zinkhütte mit einer Belegschaft von 432 Arbeitern hat seit 1915 keine Bleierkrankungen mehr zu verzeichnen. Bei einer anderen Hütte mit 1157 Arbeitern kamen monatlich etwa 10 leichte Krankheitsfälle vor. Das letzte Jahr brachte einen Fall von Bleiniere mit 28 Krankheitstagen. Der zweifellose Rückgang der Bleierkrankungen dürfte eine Folge der größeren Sauberkeit, der Einschränkung des Rauchens und der Verminderung des Alkoholgenusses sein. — Die sonst regelmäßig mit dem Jahresbericht eingereichten Übersichten über die Bleierkrankungen der Zink- und Bleihüttenarbeiter sind in diesem Jahre nicht aufgestellt, weil die Zink- und Bleiherstellung auf rund 50 % eingeschränkt und außerdem bei dem starken Wechsel der Arbeiter eine Stetigkeit in der Belegschaft der Hütten nicht vorhanden ist. Schlüsse aus derartigen Übersichten würden daher verfehlt sein." (R.B. Oppeln.)

„Bei zwei Schriftsetzern traten Bleierkrankungen auf." (R. B. Erfurt.)

2*

„In zwei Werken hatten die Arbeiter, die mit metallischem Blei umzugehen haben, beantragt, sie mit Milchmarken zu beliefern, weil sie an Bleivergiftung zu leiden glaubten, Ihre Untersuchung durch den Kreisarzt ergab jedoch, daß sämtliche Leute gesund waren." (R. B. Hannover.)

„Über die gesundheitlichen Verhältnisse der in den beiden staatlichen Blei- und Silberhütten und in der einen Bleiweißfabrik beschäftigten Arbeiter gibt eine Übersicht des Originalberichtes Aufschluß. Danach entfielen in den Jahren 1913, 18, 19 auf je 100 Arbeiter in Hüttenwerk I 42,2, 70,6, 52,9 Krankheits- und 5,2, 2,6, 0,7 Bleifälle, in Hüttenwerk II waren die bezüglichen Zahlen 25,0, 48,3, 27,1 und 2,9, —, —, in der Bleiweißfabrik 1913 10,9 bzw. 2,7, 1919 37,0 bzw. 3,7. Zum Vergleich sind für die Bleihütten die Zahlen für das letzte Friedensjahr und das Jahr 1918 denen des Berichtsjahres gegenübergestellt. Für die Bleiweißfabrik kamen nur die Zahlen für 1913 und 1919 in Betracht, da dieser Betrieb in den Jahren 1915 bis 1918 ruhte.

Bleivergiftungen in Buchdruckereien, Anstreicherwerkstätten und sonstigen Betrieben, in denen Blei oder bleiische Stoffe verarbeitet werden, sind von den Gewerbeaufsichtsbeamten selbst noch nicht beobachtet worden, auch haben ihnen die Krankenkassen, die unter Bezugnahme auf § 343 der Reichsversicherungsordnung um Mitteilung von Bleierkrankungen ersucht worden waren, keine mitgeteilt." (R. B. Hildesheim.)

„Im Betriebe der Harburger Chemischen Werke Schön & Co. sind in der Abteilung für Bleiprodukte Bleierkrankungen, die die bekannten Erscheinungen zeigen, nicht vorgekommen. Wiederholt wurden aber durch die Blutuntersuchungen Arbeiter als verdächtig befunden, „Bleiträger" zu sein, und alsdann längere Zeit in der Hofschicht beschäftigt oder auf Wunsch zur Landarbeit beurlaubt, bis die Blutuntersuchung kein Blei mehr anzeigte. Dieses Verfahren hat sich gut bewährt." (R. B. Lüneburg.)

„Bleierkrankungen sind im letzten Jahre nicht vorgekommen, weder unter den Malern und Schriftsetzern, noch in den Wandplattenfabriken, in denen sie in früheren Jahren regelmäßig vereinzelt festgestellt worden sind. Der Betrieb der Wandplattenfabrik war wegen Kohlenmangels eingeschränkt, es wurde nur weiße Ware hergestellt, bei der das Auftragen der Glasurflüssigkeit durch Maschinen erfolgt. und jede Handarbeit fortfällt." (R. B. Stade.)

„In zwei Buchdruckereien mußte je ein Setzer wegen Bleierkrankung für längere Zeit die Arbeit zeitweilig unterbrechen. Der eine Erkrankte, der zuletzt die Setzmaschine bediente, war bereits 20 Jahre, der andere 4 Jahre als Setzer tätig gewesen". (R. B. Osnabrück.)

„In der einen der beiden Akkumulatorenfabriken sind Bleierkrankungen nicht vorgekommen; in der anderen geht die Überwachung der durch Blei gefährdeten Arbeiter so weit, daß jeder Bleikrankverdächtige sofort entsprechend behandelt wird; schwere Fälle sind dort nicht eingetreten." (R. B. Arnsberg.)

„Bleierkrankungen ernstlicher Art sind in den beiden Bleihütten des Bezirks auch in diesem Jahre nicht zu verzeichnen gewesen, sondern nach dem ärztlichen Befund bei einer Anzahl Arbeiter nur leichte Symptome von Bleivergiftungen aufgetreten. Diese seit Kriegsbeginn andauernd günstigen Gesundheitsverhältnisse sind nach übereinstimmender Ansicht der Betriebsleitung und des Arbeiterausschusses außer auf die Einschränkung der Erzeugung auf den Wegfall des Alkoholgenusses zurückzuführen.“ (R.B. Wiesbaden.)

„Nachdem in den Kriegsjahren die Herstellung von Bleifarben geruht hatte, sind die Fabriken im Laufe des Berichtsjahres wieder in Betrieb genommen worden“. Die Erkrankungen an Bleikolik sind aus einer Übersicht des Originalberichtes zu entnehmen. Danach erkrankten an Bleikolik 1913 und 1919 17 und 4 Bleiweiß-, 12 und 7 Mennige-, + 1 und 0 Bleifarben-, 4 und 4 Akkumulatorenfabrikarbeiter. (R.B. Köln.)

Bayern.

„Die Bleivergiftungen verteilten sich auf: Maler 4, Graphische Industrie 12, Arbeiter mit metall. Blei 9 (Feilenhauer, Löter, Gießer, Verzinner).“ (Dr. Koelsch.)

„Den Berichten der Krankenkassen sind nachstehende gewerbliche Krankheiten zu entnehmen:

7 Fälle von Bleivergiftung, hiervon 6 Fälle bei männlichen Arbeitern (4 Buchdrucker, 1 Maler und 1 mit Lötarbeiten beschäftigter Arbeiter in einer Metallgießerei) und 1 Fall bei einer in einer Fabrik für Bleidichtungsringe beschäftigten Arbeiterin. Grund dieser Erkrankungen war die Beschäftigung mit bleihaltigen Materialien.“ (München.)

In der Anstreicherei einer Pflugfabrik ereignete sich ein Fall von Bleikolik. (Ob. Bayern-Land.)

„Von Gewerbekrankheiten wurden bekannt: in einer größeren Buchduckerei eine Bleierkrankung, in einer großen chemischen Fabrik 9 Fälle von Bleikolik, davon jedoch nur 2 schwerere, ferner im gleichen Betrieb mehrere weitere auf Bleivergiftung zurückzuführende Erkrankungen, die aber durch entsprechende ärztliche Anordnungen und mehrwöchigen Aufenthalt im eigenen Erholungsheim der Firma wieder behoben werden konnten.“ (Pfalz-Nord.)

Bei einem erst mehrere Wochen in einem Anstreicher- und Tünchergeschäft angestellten Lehrjungen zeigte sich eine leichte Bleierkrankung. „Der weiter bestehende Mangel an Bleifarben bringt mit sich, daß die früher häufigen Meldungen der Krankenkassen über Bleivergiftungen im Malergewerbe vollständig fehlen“. (Oberpfalz.)

„An ausgesprochenen Gewerbekrankheiten wurde von den Krankenkassen lediglich die Erkrankung eines Buchdruckers an Bleivergiftung gemeldet.“ (Oberfranken.)

„Gewerbliche Erkrankungen wurden 15 gemeldet. Sie betrafen in 8 Fällen Bleierkrankungen, in 3 Fällen Vergiftungen und in 4 Ekzeme. Von den Bleierkrankungen waren 5 leichterer Natur und betrafen Buchdruckereiarbeiter, 3 waren hervorgerufen durch unhygienische Verhältnisse in einer Schleiferei und Poliererei, in der bleihaltige Legierungen bearbeitet werden." (Nürnberg-Fürth.)

Sachsen.

„An das Gewerbeaufsichtsamt Bautzen wurden 4 Anzeigen über Bleierkrankungen gerichtet." Eine Übersicht des Originalberichtes gibt Aufschluß über die Beschäftigungsart der Erkrankten, die Art der Erkrankung und die Zahl der Krankentage.

„Die Arbeiter nahmen ärztliche Behandlung in Anspruch, ohne ihre Beschäftigung aufgeben zu müssen. In einer Buchdruckerei wurde die Anbringung einer Abzugsvorrichtung über dem Schmelzkessel für das Letternmetall angeordnet; da die Bleierkrankung durch Einatmen von Bleidämpfen erfolgt war. Die Herstellung und Verwendung von quecksilberhaltigem Blei kommt im Aufsichtsbezirk nicht vor." (Bautzen.)

„Entsprechend der noch immer erheblich eingeschränkten Verwendung von Blei und bleihaltigen Stoffen sind im Berichtsjahre nur 8 Fälle von Bleierkrankungen gemeldet worden. Sie betrafen 5 Maler, 2 Schriftsetzer und eine Arbeiterin. Letztere, ein 22 jähriges, in einer Stahlfederfabrik an einem Bleibade beschäftigtes Mädchen scheidet indessen aus, weil das Urteil des zuerst hinzugezogenen Arztes, das jedenfalls auf der Beschäftigungsart beruhend, auf Bleierkrankung gelautet hatte, von einem zweiten Arzte nicht aufrecht erhalten werden konnte, der Gebärmuttererkrankung als Krankheitsursache feststellte. Ebenso erwies sich die angezeigte Bleivergiftung eines Malers als unhaltbar, der sich die Erkrankung bei Verwendung einer weißen Farbe zugezogen haben wollte. Die eingehende Untersuchung ergab jedoch die bleifreie Beschaffenheit der Farbe. Der Maler war auch früher nie mit bleihaltigen Stoffen in Berührung gekommen. Von den übrigen 4 Malern war einer bereits seit 9 Jahren bleikrank. In den letzten Jahren hat er nicht mehr mit bleihaltigen Farben gearbeitet. Diese 4 Personen sind zusammen 174 Tage krank gewesen. Die Krankheit äußerte sich in allgemeiner Mattigkeit und Blässe der Haut, bei einem in Nervenentzündung, ohne jedoch Nieren und Magendarmkanal in Mitleidenschaft zu ziehen. Von den beiden Schriftsetzern im Alter von 43 und 57 Jahren ist der jüngere auch bereits vor 10 Jahren bleikrank gewesen. Er litt an zeitweiser Anschwellung der Füße und an Unbeholfenheit fast aller Gelenke. Beim zweiten, zum ersten Male bleikranken Schriftsetzer äußerte sich die Krankheit in starker Abmagerung des kräftig gebauten Mannes, in allgemeiner Mattigkeit, in Reißen und Krämpfen in den Gliedern. Die Krankheitsdauer betrug bei den 2 Personen 49 und 75 Tage. Beide bezeichneten die gesundheitlichen Einrichtungen in den Betrieben, in denen sie zuletzt gearbeitet haben, als einwandfrei, was auch bei der gemeinsamen Besichtigung mit dem Bezirksarzte bestätigt wurde. Möglicherweise haben der Mangel an guten Seifen zur gründlichen körperlichen Reinigung und der Wegfall des sonst bei Malern und Schriftsetzern üblichen Milchgenusses die Einwirkung des Bleies begünstigt". (Chemnitz.)

„Bleierkrankungen sind im ganzen nur viermal gemeldet worden. Diese geringe Zahl ist mit darauf zurückzuführen, daß diejenigen Gewerbezweige, in denen bisher die meisten Erkrankungen vorgekommen sind, Buchdruckereien, Maler- und Lackierereien, sowie Töpfereien, keinen lebhaften Geschäftsgang zu verzeichnen hatten, und daß bei den Malern und Lackierern bleihaltige Farben nur noch in geringerem Umfange verwendet worden sind.

Umfangreiche Erörterungen über Verwendung quecksilberhaltigen Bleilots zum Löten ergaben, daß hier nicht das geringste über Art und Verwendung des fraglichen Lotes bekannt war." (Dresden.)

„Im Gewerbeaufsichtsamt Zwickau gingen drei Anzeigen über Bleierkrankungsfälle ein. Davon entfielen zwei Fälle auf Anstreicher einer Kraftfahrzeugfabrik und ein Fall auf einen Arbeiter einer Bleifarbenfabrik. Alle drei Fälle waren leichter Natur, sie bedingten keine Arbeitsbeschränkung der betroffenen Arbeiter. Eine Nachfrage bei sämtlichen Polizeibehörden ergab, daß ihnen weitere Bleierkrankungen nicht gemeldet worden sind. Das Zurückgehen der Bleierkrankungen dürfte in der Hauptsache auf die Minderverwendung von Blei und Bleiverbindungen zurückzuführen sein." (Zwickau.)

Württemberg.

„Auf Grund des Ersuchens an die Krankenkassen um Mitteilung der Erkrankungsfälle an Bleivergiftung (vgl. Jahresbericht 1912[1]), S. 75) wurden von diesen den Gewerbeinspektoren vier Bleivergiftungsfälle namhaft gemacht. Zwei der Bleierkrankungsfälle betrafen Maler, je ein Fall kam in einer Bleiweißfabrik und in einer Buchdruckerei vor. In einer chemischen Fabrik wurde auf Veranlassung einer Beschwerde eine Revision mit dem ärztlichen Mitglied der Gewerbeinspektion vorgenommen. Es wurde hierbei erhoben, daß in der Installationswerkstätte der Firma auch Ausbesserungsarbeiten an mit Blei ausgeschlagenen Gefäßen vorgenommen zu werden pflegen. Der mit den Bleilötarbeiten betraute Arbeiter war der Bleivergiftung verdächtig anzusehen. Die ärztliche Diagnose, welche von der Gewerbeinspektion veranlaßt wurde, ergab zwar keine Anhaltspunkte für Bleierkrankung. Zur Verhütung von Bleierkrankungen wurde jedoch verlangt, daß die Bleilötwerkstätte in einen besonderen, gesundheitlich einwandfreien Raum mit genügender Licht- und Luftzufuhr verlegt wird." (II.)

Baden.

„Ein Bleiwarenfabrikant in mittleren Lebensjahren, der während des Krieges ungewöhnlich angestrengt war und persönlich viel mit

---

[1]) Siehe „Int. Übersicht" f. d. Jahr 1912 v. Brezina. S. 61. Wien. Arb. a. d. Geb. d. sog. Med., herausgg. v. L. Teleky, VIII. Heft. Sonderabdr. a. d. Beiheft z. „österr. Sanitätswesen". 28. Jahrg. Hölder, Wien 1916.

Blei in Berührung kam, erkrankte plötzlich an einem gehirnschlag-
ähnlichen Anfall mit Bewußtlosigkeit und Sprachstörungen. In der
Folge blieben unerträgliche Kopfschmerzen, erhöhter Blutdruck, Un-
gleichheit der Pupillen, schließlich Unruhe und Verwirrtheit zurück.
Der Kranke erlag seinem Leiden nach vier Wochen. Anzunehmen ist,
daß hier einer der seltenen Fälle von Bleihirnleiden (Encephalopathia
saturnia) vorlag. Andere Entstehungsursachen waren ausgeschlossen."

Hessen.

„Von den zwei kleineren Feilenhauereien des Aufsichtsbezirkes ist
die eine vom Handbetrieb zum maschinellen Betrieb übergegangen,
womit für den Unternehmer wirtschaftliche Vorteile (Arbeiterersparnis
und Mehrleistung), für die Arbeiter gesundheitliche Vorteile verbunden
sind. Die bei der Handarbeit nötige ununterbrochene sitzende und
gebückte Haltung ist weggefallen, und auch die Bleivergiftungsgefahr
ist wesentlich vermindert worden. Die Bedienung der Feilenhauma-
schinen erfordert aber eine schärfere Aufmerksamkeit und Nerven-
anspannung des Arbeiters." (Gießen.)

„Die im Aufsichtsbezirk befindliche Bleifarbenfabrik konnte im
Laufe des Berichtsjahres, nachdem sie genügende Mengen Rohstoffe
und Kohlen erhalten hatte, ihren Betrieb wieder zum Teil aufnehmen.
Die Fabrik beschäftigte im Berichtsjahre 49 Arbeiter, die mit Blei,
Bleifarben und sonstigen bleihaltigen Stoffen in Berührung kommen.
Von diesen Arbeitern sind vier an den Folgen ihrer Beschäftigung
erkrankt, was der Fabrikarzt feststellte. Die Erkrankungen waren je
einmal Rheumatismus, Bleivergiftung, Nierenentzündung und Magen-
katarrh. Die Erkrankungen dauerten mit Ausnahme der Nierenentzündung, die elf Wochen anhielt, nur kurze Zeit. Einigen Arbeitern
wurde, da sie auffallende Gesichtsblässe bei der Untersuchung zeigten,
auf kurze Zeit die Beschäftigung innerhalb der Fabrikräume untersagt,
und sie mußten im Freien beschäftigt werden. Inwieweit noch andere
Arbeiter, die den Betrieb verlassen haben, an Bleivergiftung erkrankten,
wurde uns nicht bekannt." (Mainz.)

Kleinere Bundesstaaten.

„Von der Bleikrankheit wurde nur ein Metallgießer erfaßt, der
schon früher Veranlagung dazu hatte. In den Bleiweißfabriken ist
der Betrieb noch nicht wieder aufgenommen worden. Maler und
Anstreicher verwenden fast ausschließlich bleifreie Farben. Diese Ge-
sichtspunkte, verbunden mit der Verringerung der Arbeitszeit auf acht
Stunden, werden den günstigen Gesundheitszustand bezüglich der Bleierkrankungen hervorgerufen haben." (Sachsen-Weimar.)

„In einer Druckerei war die Setzmaschine im Handsetzerraum aufgestellt, so daß das ganze Personal unter den Dünsten zu leiden hatte.
Absperrung der Maschine und Schaffung eines Dunstabzuges wurden
veranlaßt." (Mecklenburg-Strelitz.)

„Von den Krankenkassen sind im verflossenen Jahre lediglich drei leichtere Fälle von Bleierkrankungen gemeldet worden. Die Erkrankten waren zwei Buchdrucker und ein Maler." (Braunschweig.)

„Über Bleierkrankungen sind nur von zwei Krankenkassen Meldungen eingegangen. Die eine davon betraf den Hausmann einer Druckerei, der gelegentlich in der Stereotypie aushilfsweise mit tätig war, die andere, vom Arzt als zweifelhafter Fall bezeichnet, einen Maler." (Anhalt.)

„An Bleivergiftung erkrankten zwei Schriftsetzer, der eine 39, der andere 32 Tage." (Hamburg.)

„In der Hüttenindustie lieferten die Übersichten, die von den Betriebskrankenkassen der beiden großen Hütten eingesandt wurden, ein sehr günstiges Bild des Gesundheitszustandes der Hüttenarbeiter, das wohl nur durch die verhältnismäßig geringe Verarbeitung bleihaltiger Rohstoffe, durch die verkürzte unregelmäßige Arbeitszeit und den häufigen Wechsel der mit Blei in Berührung kommenden Arbeiter zu erklären ist. Blei- oder bleiverdächtige Erkrankungen sind weder aus der Bleihütte noch aus der Zinkhütte gemeldet worden." (Hamburg).

Österreich.

„In einem zum Schmelzen von Bleilegierungen verwendeten Arbeitslokale mußte der zum Antriebe einer bereits vorhandenen Absaugevorrichtung verwendete Elektromotor durch einen stärkeren ersetzt werden, damit die Absaugewirkung eine energischere werde, was um so notwendiger war, als die Firma den Bleiarbeitern die sonst als Kräftigungsmittel verabreichte Milch nicht mehr zukommen lassen konnte." (Wien 3.)

„Gelegentlich einer Revision eines kleineren Buchdruckereibetriebes wurde der Fall einer schweren chronischen Bleivergiftung wahrgenommen. Es wurde festgestellt, daß der betreffende Arbeiter aus einem Wiener gleichartigen Großbetriebe kommend, schon in erkranktem Zustande in der gegenständlichen Buchdruckerei in Arbeit genommen wurde. Die hygienischen Vorkehrungen daselbst waren aber nicht geeignet, eine Besserung seines Zustandes, die der genannte Arbeiter beim Aufenthalte in der kleinen Landstadt erhofft hatte, erwarten zu lassen. Die Fußböden in der Setzerei waren nicht fugenfrei, mit Staub bedeckt und mit Öl nicht eingelassen. Die Waschvorrichtungen waren höchst primitiv. Der Unternehmer berief sich auf die Unmöglichkeit Stauböl beschaffen zu können, eine Erfahrung, welche das Amt in sämtlichen Betrieben dieser Kategorie gemacht hat. Der Unternehmer wurde zur Durchführung der entsprechenden Vorkehrungen verhalten." (Wien 5.)

„Gelegentlich der mit dem Amtsarzte in Druckereien vorgenommenen Erhebungen wurden 4 Fälle von leichter Bleivergiftung festgestellt. Einer der betreffenden Arbeiter, ein Setzerlehrling, wurde mit schmutzigen Händen essend angetroffen. Auch bei einem Bleilöter einer Zellulose-

fabrik wurde chronische Bleivergiftung festgestellt. In allen Fällen
wurden die zur Verhütung von Bleierkrankungen notwendigen Maßnahmen veranlaßt."

„Ein Einschreiten des Amtes wegen der bestehenden Bleivergiftungsgefahr war auch in einer Feilenfabrik (wie unter dem Kennworte
‚Bauliche und sonstige Beschaffenheit‘ des Originalberichtes bereits geschildert) und in einem Stahldrahtwerke notwendig. In letzterem
Werke wurden wiederholt Arbeiter angetroffen, welche sich ihr Essen
am Rande eines Bleibades, der natürlich mit Bleioxyden ganz verstaubt
war, wärmten oder dort sogar Erdäpfel brieten." (Leoben.)

England.

„Die Ziffern der Tabelle II zeigen eine Zunahme im Vergleich zu
den kleineren für das Jahr 1918, die bei der Rückkehr zur Friedens-
arbeit unvermeidlich ist. Die Industrie, die nunmehr hinsichtlich der
Gefahr der Bleivergiftung für die Arbeiter an der Spitze steht, ist nicht
mehr die Erzeugung von Bleiweiß, die keramische Industrie und Wagen-
anstreicherei, sondern die Herstellung elektrischer Akkumulatoren.
Wenn man berücksichtigt, daß allein bei der Arbeit des Streichens
relativ so zahlreiche (20 von insgesamt 48) Fälle aufgetreten sind, so
wäre es am Platze, bei den Unternehmern Schritte zu tun, hier die
Handarbeit durch mechanische Arbeit zu ersetzen. Es wurden hier in
dieser Richtung früher Versuche angestellt, führten jedoch nicht zu
dem gewünschten Resultate, im Gegensatz zu Amerika, wo, wie ich
beobachtet habe, die größeren Betriebe Streichmaschinen verwenden,
die bis zu einem gewissen Grade an die Stelle des Handstreichens
getreten sind. Beim Zurichten, Drahtbürsten, Feilen und Bleibrennen
ereigneten sich 9 Fälle; beim Brennen und Bürsten, wenn dies an festen
Arbeitsplätzen geschieht, ist Staubabsaugung angeordnet.

Auf Grund von 25 000 gemeldeten Bleivergiftungsfällen muß ich
nochmals betonen, daß zum Schutze der Arbeiter gegen Saturnismus
lokale Absaugung des entwickelten Staubes und Rauches die wichtigste
Maßregel sind und daß allein Staub und Rauch die Bleivergiftung
verursachen. Unter den Fällen des Vorjahres z. B. wurde von einem
Manne berichtet, dessen Aufgabe es war, einen Mennigeraum weiß
zu tünchen. Bevor er dies aber tat, entfernte er die Mennige mit
einem steifen Besen. Nach erst dreimonatlicher Arbeit erkrankte er
mit Bleisymptomen. In einem Akkumulatorenbetriebe erkrankte ein
Arbeiter nach vier Monaten, weil ‚mit Teig gestrichene Platten mittelst
einer Schmirgelscheibe geschliffen wurden, die nicht mit einer Absaugevorrichtung versehen war.‘

Beachtenswert ist die große Zahl der Todesfälle — 28,1% in dem
Jahrfünft 1915—19 unter den wenigen aus der Töpferei gemeldeten
Fällen. Da die Gesamtmortalität in der gleichen Periode nur 7,2%
beträgt, liegt der Gedanke nahe, daß ein Teil der Fälle nicht gemeldet
worden sei. Dem ist nicht so, denn meine Nachforschungen haben

ergeben, daß die Todesfälle (ich sehe auf das peinlichste darauf, daß alle aus Kopien der Totenscheine, die von den Distriktsregisterstellen erbeten werden, zu unserer Kenntnis kommen) nahezu jedesmal sich durch Krankheiten wie chronische Nephritis oder Hirnblutungen ereignen, also an Folgezuständen nach einer mehrere Jahre früher erworbenen Bleierkrankung. So war in einem Falle der Tod auf eine vor acht Jahren akquirierte und damals gemeldete Bleierkrankung, in einem anderen auf eine 26 Jahre zurückliegende Bleivergiftung zurückzuführen; in letzterem Falle war nach einem Anfalle von Enzephalopathie im Jahre 1891 keine vollkommene Genesung mehr erfolgt.

Hinsichtlich der Verwendung von Frauen und Jugendlichen unter 18 Jahren bei der Bleiarbeit wurden auf der Internationalen Arbeitskonferenz folgende Leitsätze angenommen:

„Die Hauptversammlung empfiehlt den Mitgliedern der internationalen Arbeitsorganisation mit Rücksicht auf die Gefährdung der Mutterschaft und der physischen Entwickelung von Kindern, Frauen und jugendliche Personen unter 18 Jahren von der Teilnahme an folgenden Arbeiten auszuschließen:

a) von Hochofenarbeit bei der Reduktion von Zink- und Bleierzen,

b) von Bearbeitung oder Reduktion bleihaltiger Asche und vom Bleientsilbern,

c) Schmelzen von Blei oder gebrauchtem Zink in großem Maßstabe,

d) Herstellung und Verarbeitung von Lot oder Legierungen mit mehr als 10% Bleigehalt,

e) Herstellung und Verarbeitung von Bleiglätte, Massikot, Mennige, Bleiweiß, Bleiorange, Bleisulfat, -Chromat oder -Silikat (= fritte),

f) Mischen und Streichen bei der Herstellung oder Reparatur elektrischer Akkumulatoren,

g) Reinigen der Räume, in denen obige Prozesse stattfinden.

Es wird fernerhin empfohlen, daß Frauen und jugendlichen Personen die Arbeit mit Bleiverbindungen nur unter folgenden Bedingungen gestattet werde:

a) Vorhandensein von Absaugevorrichtungen, welche es ermöglichen, daß Staub und Rauch am Orte des Entstehens entfernt werden,

b) Reinlichkeit der Geräte und Arbeitsräume,

c) Anzeige aller Fälle von Bleivergiftung an die Behörden und Entschädigung für dieselben,

d) periodische ärztliche Untersuchung der bei solchen Arbeiten beschäftigten Personen,

e) Sorge für genügende Zahl entsprechend eingerichteter Aborte, Waschgelegenheiten, Speiseräume und eigene Arbeitskleider,

f) Eß- und Trinkverbot für Arbeitsräume.

Es wird ferner empfohlen, daß dort, wo in einer Industrie lösliche Bleiverbindungen durch ungiftige Substanzen ersetzt werden können, der Gebrauch der ersteren auf das genaueste geregelt wird.“

Schweiz.

Die Bleivergiftung betrifft einen Schlosser, der mit Mennige arbeitete, ganz zweifelsfrei scheint der Fall indessen nicht gewesen zu sein. Wenn die chemischen Fabriken sehr viele Erkrankungsfälle aufweisen, so rührt diese Erscheinung zum Teil davon her, daß viele neue Fabrikationsverfahren eingeführt werden mußten, zum Teil aber auch von dem sehr starken Wechsel in der Arbeiterschaft.

In den Töpfereien wurde wieder mehr ungefrittete Bleiglasur verwendet, als vor dem Krieg. In mehreren Geschäften klagte man uns, daß die bleifreie Glasur von Dr. Julius Bidtel in Meißen seit Kriegsausbruch nicht mehr zu bekommen gewesen sei. Man war genötigt, selber wieder Glasur zu machen, hat aber für gewöhnliche Töpferwaren nicht Fritte, sondern ungefrittete Bleiglasur unter Verwendung von Glätte, weniger von Mennig hergestellt. Auch „Erz“, das sogenannte Rheinerz, sei nicht mehr erhältlich gewesen. Wir müssen immer wieder rügen, daß man mit der ungefritteten Bleiglasur zu wenig sorgfältig umgeht und dadurch bleihaltigen Staub in der ganzen Werkstatt verursacht.

Niederlande.

„Von den 52 Untersuchten einer Bleiweißfabrik waren 23 schon vor 1919 in den Fabriken tätig, 29 sind im Berichtsjahre hinzugekommen. Von letzteren hatten 13 bereits in einer anderen Fabrik mit Blei gearbeitet.

Im Jahre 1919 haben 21 von den 52 Zugelassenen die Fabrik wieder verlassen, von diesen waren 4 durch 1—3, 5 durch 3—6, 3 durch 6—12 Monate, 4 durch 1—2, 1 durch 2—3, 1 durch 3—4 und 3 über 5 Jahre in Arbeit gewesen.

Von den 6 nicht Untersuchten hatten 3 kürzer als 1 Woche, und 3 durch 2—3 Wochen in der Bleifabrik gearbeitet“.

Nach einer weiteren Tabelle des Originalberichtes standen von den Untersuchten 6 im 3., 16 im 4., 15 im 5., 13 im 6. und 2 im 7. Lebensjahrzehnt, 35 waren verheiratet, 13 unverheiratet, einer Witwer.

„Die ärztliche Untersuchung ergab folgendes Resultat: Bleikolorit wurde in keinem Falle wahrgenommen. Bleisaum wurde bei 2 Personen gefunden. An Zittern der Finger in höherem oder minderem Maß litten 14 der Untersuchten.

Bei einem Mann wurde leichte Parese der Finger beider Hände wahrgenommen (s. betreffs dieses Falles diese Berichte für 1915 — Int. Übers. über Gewerbekrankheiten f. d. Kriegsjahre 1914—1918, Schriften d. Institutes f. Gewerbehygiene in Frankfurt a. M., 9. Heft, 1921, S. 64).

„Das Resultat der Untersuchung jener 6 von den 105 im Jahre 1913 Untersuchten noch übrigen Arbeitern, die sicher alljährlich der ärztlichen Untersuchung unterzogen worden waren, war folgendes: Ein 67 jähriger Arbeiter litt an starkem Zittern, nahm im Februar wegen Schwäche seine Entlassung, ein 52 jähriger nahm im März gleichfalls wegen Schwäche seine Entlassung. Bei einem dritten 27 Jahre alten wurde starkes Zittern festgestellt, hier erfolgte im Mai Stillegung der Fabrik, zwei weitere 55 jährige Leute, von denen der eine leichtes Zittern hatte, arbeiteten von Mai bis August nicht mit Bleiweiß.

Es wurden 19 Personen bei ihrem Eintritt in die Fabrik auf die Gefahr der Bleivergiftung durch Tabakkauen bei der Arbeit aufmerksam gemacht.

Alle im Jahre 1919 in eine der Fabriken eintretenden Personen wurden auf die Maßregeln verwiesen, die sie zu nehmen hätten, um eine Bleierkrankung nach Möglichkeit zu vermeiden.

Im Berichtsjahre waren drei Personen wegen Krankheit aus unbekannten Ursachen durch längere oder kürzere Zeit nicht anwesend.

Nach Art. 21 des Arbeitsgesetzes vom Jahre 1911 erfolgte im Jahre 1921 eine ärztliche Anzeige eines Falles von Bleivergiftung. Die Diagnose lautete „Kolik". Der Befallene war durch zwei Monate in einer Bleiweißfabrik tätig und gelangte einmal zur Untersuchung; damals waren keine Zeichen von Bleivergiftung beobachtet worden."

Gemeldet wurden „4 Fälle von Bleivergiftung und zwar bei je 1 Arbeiter einer Bleiweißfabrik, einer Druckerei (nicht sicher), einem Färber und einem Arbeiter einer Stempelfabrik (durch Bleigießen).

Untersuchungen der Arbeiterschaft in den Bleiweißfabriken.
Im Jahre 1919 wurde die 1913 begonnene ärztliche Untersuchung durch den ärztlichen Fachmann der Gewerbeinspektion fortgesetzt.

Infolge verschiedener Umstände war die Beschäftigung der Bleiweißfabriken noch weniger regelmäßig als im Vorjahre.

So wurde in Fabrik A überhaupt nicht gearbeitet, Fabrik B wurde zu Beginn des Jahres stillgelegt, Fabrik C hat erst gegen Jahresschluß die Fabrikation wieder aufgenommen.

Dementsprechend fanden die monatlichen Untersuchungen in Fabrik B dreimal, in Fabrik C einmal und in Fabrik D achtmal während des Jahres statt.

Zugelassen wurden 52 Arbeiter, unter denen sich noch 4 von den 105 im Jahre 1912 bei der allgemeinen Durchuntersuchung der Bleiweißfabriken untersuchten befanden und seitdem Jahr für Jahr der Untersuchung unterzogen worden waren.

Außerdem befanden sich unter den Arbeitern der Fabrik C noch 2, die seit 1913 alljährlich waren untersucht worden, diese aber im Jahre 1918 nicht zugelassen wurden.

Außer obengenannten 52 Arbeitern arbeiteten während der verschiedenen Untersuchungen des Jahres 1919 noch 6 Leute durch einige Tage oder Wochen in der Fabrik, im ganzen also 58 Arbeiter." Eine Tabelle des Originalberichtes „gibt eine Übersicht über die Zahl der in den einzelnen Fabriken zugelassenen und nicht zugelassenen Arbeiter für das Berichtsjahr sowie über die durch Anzeigen der Ärzte nach Art. 21 des Arbeitsgesetzes vom Jahre 1911 bekannt gewordenen Fälle von Bleivergiftung". Nach dieser Tabelle bezogen

sich die oben angeführten 6 Fälle von Nichtzulassung und der gemeldete Fall von Bleivergiftung sämtlich auf Fabrik D. Eine weitere
Tabelle des Originalberichtes gibt nach Jahren geordnet eine Zusammenstellung sämtlicher in den Jahren 1913—1919 in den 4 Bleiweißfabriken beschäftigten Personen, eine Zusammenstellung der krank
Gemeldeten und eine solche der Erkrankungsfälle. Die 3 Zahlenfolgen
lauten: 385, 462, 272, 256, 169, 110, 58, Summe 1712, dann 29, 28,
13, 6, 3, 1, 1, Summe 82, endlich 31, 30, 14, 7, 4, 1, 1, Summe 88.

Quecksilber.

Deutsches Reich.

Preußen.

„Die Anzeichen einer beginnenden Quecksilbererkrankung zeigten sich
bei einem Arbeiter eines Zünderzerlegebetriebes, der das Abknallen
von Zündhütchen zu besorgen hatte. Nach etwa dreimonatiger Tätigkeit waren mehrere Zähne des Arbeiters stark gelockert und vereitert.
Die Aufnahme der Quecksilberdämpfe in den Körper erfolgte dadurch,
daß die im Stücklohn beschäftigten Arbeiter die Ofenkammern betraten,
bevor alle Dämpfe daraus entwichen waren. Es wurde daher für
eine ausreichende Entlüftung der Ofenkammern Sorge getragen und
angeordnet, daß die mit der Abknallarbeit betrauten Arbeiter nur
jede dritte Woche zu dieser Beschäftigung herangezogen werden dürfen.
In einer anderen Zünderzerlegungsanlage geschieht das Abknallen nicht
auf mit Koks beschickten Öfen, sondern unmittelbar mittels Hammers
unter gut wirkenden Abzügen. Hier wurden Anzeichen einer Quecksilbererkrankung — abgesehen von vereinzelten Klagen über Appetitlosigkeit — nicht ermittelt, aber auch gefordert, daß die Arbeiter nur
jede zweite Woche zu der in Rede stehenden Beschäftigung herangezogen werden. Womöglich, erhielten die mit dem Abknallen der
Zündhütchen beschäftigten Personen täglich Vollmilch ($^1/_2$ l) zugewiesen." (R. B. Potsdam.)

Bayern.

„Die im vorjährigen Bericht erwähnten Vergiftungserscheinungen
durch Quecksilber bei der Herstellung von Essigsäure aus Azetylen
unter Verwendung großer Mengen Quecksilber, bzw. Quecksilberoxyd
als Katalysator sind infolge Betriebsverbesserungen und entsprechender
Betriebsregelung wesentlich zurückgegangen." (Oberbayern-Land.)

„Sehr bedenklich ist die öfter festgestellte Verfälschung von Lötzinn mit Quecksilber. Der Zweck der Beimischung von Quecksilber
zum Zinn besteht darin, auf den Zinnstangen ‚Blumen' zu erzeugen
und so das Aussehen reinen Bankazinns bei Verwendung geringwertiger Legierungen hervorzurufen.

Nach Angabe der Klempner verursacht die Verwendung solchen verfälschten Lötzinns Dämpfe, die Augenbrennen und Atembeschwerden erzeugen." (Kaum auf Quecksilber zurückführbar. Ref.)

Österreich.

„Bei Besichtigung einer Glühlampenfabrik wurde unter den Quecksilberpumpen viel verspritztes Quecksilber wahrgenommen. An der 26 Jahre im Betriebe tätigen Pumpenmeisterin, welche auf Befragen über starke Kopfschmerzen, Zittern, Haar- und Zahnausfall und Geschwürbildung an den Kiefern klagte, schienen sämtliche Anzeichen einer chronischen Quecksilbervergiftung vorhanden zu sein. Um wenigstens die beiden jüngeren, im Pumpraume beschäftigten Hilfsarbeiterinnen vor dieser schweren Erkrankung zu schützen, wurde umgehend eine zweckentsprechende Ausgestaltung der Pumpenanlage verlangt."

„In sechs der neu errichteten Hasenhaarschneidereien wurden beim Zurichten der rohen und Scheren der gebeizten Felle Arbeiterinnen angetroffen. Insbesondere die letztere Arbeit ist wegen der starken Staubentwicklung sehr gesundheitsschädlich, weshalb außer der Einholung der gewerbebehördlichen Genehmigung für die Betriebsstätte die Befolgung besonderer Schutzmaßnahmen verlangt wurde." (Wien 4.)

Schweiz.

„Eine Glühlampenfabrik läßt ihr Pumpenpersonal immer noch periodisch vom Arzt untersuchen. Seine Rapporte enthalten keine Notizen über Quecksilbervergiftungen. Eine erhöhte Bedeutung hat das Quecksilber erlangt in der Fabrikation von Filzhüten durch die Wiedereinführung der Secrétage und die große Einfuhr gebeizter Felle, die bei uns aufgebürstet und geschnitten werden. Bis jetzt haben wir nichts vernommen von Quecksilbervergiftungen." (II. Kreis.)

England.

„Von den 7 Fällen ereigneten sich 3 bei der Fabrikation wissenschaftlicher Instrumente. Es sind bereits Schritte getan worden, um diesen Industriezweig zu reglementieren. Zwei Fälle traten bei der Knallquecksilberfabrikation in Explosivstoffwerken auf, zwei weitere in Schmelzwerken, von denen im Vorbericht die Rede war."

Andere Metalle.
Deutsches Reich.
Preußen.

„Durch die Einwirkung von Natriumbichromat entstanden bei einigen Arbeitnehmerinnen einer Wollfärberei unbedeutende Ekzeme." (R.B. Potsdam.)

„Eine Arbeiterin in einer graphischen Kunstanstalt ist durch Behandlung von Platten im Chrombade an Chromkrätze erkrankt. Sie leidet an Hautausschlägen beider Vorderarme und an Augenentzündung. Sie ist im vorigen Sommer schon einmal von dieser Krankheit befallen worden, nachdem sie über ein Jahr lang unbeschädigt mit dem Chrombad gearbeitet hatte; jetzt wird sie in einer anderen Abteilung beschäftigt. Der Vorarbeiter ist, nachdem er 23 Jahre lang von der Chromkrätze verschont geblieben ist, während des Krieges auch daran erkrankt, ohne daß die Veranlassung zu der eingetretenen Empfindlichkeit sicher festzustellen gewesen wäre." (L.P.B. Berlin.)

„In einer Metallgießerei waren Erkrankungen von fünf Arbeitern durch Gießfieber vorgekommen, die sich durch heftige Fieberanfälle während der Nachtzeit und außerordentliche Schwäche am folgenden Morgen zu erkennen gegeben hatten. Auf Grund der angestellten Untersuchungen wurde durch Erweiterung der über dem Gießofen angebrachten Schutzhaube eine bessere Absaugung der lästigen Dämpfe herbeigeführt. In einem Kupfer- und Messingwerk konnte durch Tiefersenkung der zu hoch angebrachten Abzugshauben ebenfalls eine bessere Abführung der Metalldämpfe erzielt werden." (R.B. Schleswig.)

Bayern.

„Bei Arbeitern im Chromlaugenbetrieb wurden gelegentlich der periodischen Untersuchungen durch den Fabrikarzt außer den schon seit Jahren bestehenden Perforationen der Nasenscheidewand weitere neue Fälle von Anätzungen derselben mit teilweise beginnender Perforation festgestellt, außerdem noch mehrere Hautgeschwüre." (Pfalz-Nord.)

Kleinere Bundesstaaten.

„In einer chemischen Fabrik traten bei Arbeitern, die größere Mengen von Natriumbichromat in die Reaktionsgefäße einzuschaufeln hatten, die bekannten Geschwürsbildungen an der Nasenscheidewand auf. Die Genehmigung zur Herstellung des Arbeitserzeugnisses war beantragt; ohne Vorwissen des Gewerbeinspektors hatte man aber die Fabrikation schon aufgenommen. Sinngemäße Durchführung der Bestimmungen in der Bundesratsbekanntmachung über die Herstellung von Alkalichromaten vom 16. Mai 1907 (RGBl. S. 233) wurde sofort veranlaßt. Die Verordnung findet nach dem Wortlaut keine Anwendung, da ja Alkalichromate nicht dargestellt werden; die Staubgefahr ist aber natürlich bei der Verwendung des Chromats ebenso groß." (Hamburg.)

England.

„Wenn Chromverbindungen und ihre Lösungen mit verletzter offener (mitunter auch mit sehr empfindlicher unverletzter) Haut in Berührung kommen, so entwickelt sich entweder im allgemeinen Ekzem oder umschriebene Geschwüre, bekannt unter dem Namen „Chromlöcher". Diese beiden Leiden sind, wenn ausgesprochen geschwüriger Natur, anzeigepflichtig."

Arsen.

Deutsches Reich.

Preußen.

„Besondere Beachtung verdienen die vorgekommenen Arsenvergiftungen. Um die Kiefernschädlinge in den Potsdamer Forsten zu vernichten, machten zwei Chemiker und ein Laborant einer chemischen Fabrik Versuche mit einem neuartigen Gase, wobei thermitähnliche, Arsensäure enthaltende Verbindungen abgebrannt wurden. Durch die erzeugte hohe Temperatur von 2000° und darüber verflüchtigen sich die Arsenverbindungen und töten die Schädlinge. Der Zerstäubungsapparat besteht aus einem eisernen Behälter, der oben einen Stutzen mit Verschlußstück trägt. Er wird nach Feststellung der Windrichtung im Walde leicht eingegraben, das Verschlußstück abgeschraubt und der Inhalt mittels Zündschnur entzündet. Da sich die Wirkung der giftigen Dämpfe auf 20 bis 30 Meter im Umkreis erstreckt, müssen sich die beteiligten Personen genügend weit zurückziehen, um nicht gefährdet zu werden. Nach Beendigung der Versuche wurden die Entwicklungsbehälter im offenen Kraftwagen zurückbefördert. Unterwegs löste sich — wahrscheinlich durch Überdruck infolge einer Nachreaktion — der Verschluß eines Behälters. Bei den Bemühungen, ihn wieder zu schließen, haben der Laborant und die beiden Chemiker Dämpfe eingeatmet. Vergiftungserscheinungen traten bei jenem nach einer, bei diesen nach fünf Stunden auf. Sie führten beim Laboranten nach sechs Tagen zum Tode, während die Chemiker in derselben Zeit nahezu wiederhergestellt waren. Um solche Nachreaktionen in der Folge unschädlich zu machen, ist durch Veränderung der Apparatur Vorsorge getroffen, daß Restmengen rechtzeitig erkannt und unschädlich gemacht werden können. Die Versuche sind im übrigen abgeschlossen, und das Verfahren ist von der Gesellschaft für Schädlingsbekämpfung übernommen." (RB. Potsdam.)

England.

„Von den vier Fällen von Arsenvergiftung, die im Berichtsjahre gemeldet wurden, waren drei dem Arsenwasserstoff zuzuschreiben. Zwei ereigneten sich in chemischen Betrieben (um Jahresbeginn), und betrafen Arbeiter, die in der Reduktionsanlage beschäftigt waren. Eine Sicherheitsvorkehrung in Form eines Kesselspeiseventils wurde getroffen, und seitdem hat sich kein Fall mehr ereignet. Der Amtsarzt des Unternehmens, Dr. Wignall zu Crumpsall, ist mit der periodischen ärztlichen Untersuchung der Arbeiter des Reduktionsbetriebes fortgefahren. Der Harn der Arbeiter wurde auf Zunahme des Arsen-gehaltes untersucht, und es war interessant, daß ein solcher auch bei Leuten gefunden wurde, die sich vollkommen wohl fühlten.

Einen dritten Fall meldete eine Papiermühle, wo ein Zinnre-duzierer erkrankt war. Dieser Fall verlief milder und ähnelte ganz und gar dem im Jahre 1912 gemeldeten (s. intern. Übersicht über Gewerbekrankheiten f. d. Jahr 1912, zusammengestellt von Ernst Brezina in „Wiener Arb. a. d. Gebiete der sozialen Medizin", heraus-geg. v. Teleky, VIII. Heft, erschienen als Beiheft zum Österr. Sani-tätswesen" Wien, Alfred Hölder 1916).

Während im Laufe des Berichtsjahres keine Vergiftungen durch Arbeit mit Zinksalzen gemeldet wurden, ereigneten sich jüngst solche in dieser Industrie und beim Indigofärben. Die Erhebungen sind noch im Gange, doch wäre es schwer gewesen, diese Fälle voraus-zusehen, da sie sich bei Arbeiten ereigneten, die durch viele Jahre ohne Unfall vor sich gegangen waren. Die Erklärung mag vielleicht darin zu suchen sein, daß der Arsengehalt in den Gefäßen allmählich zunahm bis zu einem Grade, der die Verbindung der beiden Elemente begünstigte, oder Metall und Säure waren zur Zeit des Unfalles arsenreicher als gewöhnlich. Wo die Arbeit nicht unter wirksamer Absaugung der Dämpfe vor sich gehen kann, sollte zweifellos die Verwendung arsenfreier Metalle vorgeschrieben werden."

Phosphor.

Schweiz.

„In den Zündhölzchenfabriken sind unseres Wissens spezifische Krankheiten nicht zur Beobachtung gelangt; die damit durch eine annähernd 20 Jahre lange Erfahrung belegte Erkenntnis von der Unschädlichkeit der Phosphorsesquisulfid-Zündhölzchenfabrikation hat zur Anregung auf Abschaffung der bisher den Fabriken vorgeschriebenen periodischen ärztlichen Kontrolle geführt.. Ein mit der Stellungnahme anderer in Frage kommender Instanzen im Einklang stehendes Gut-achten der Fabriksinspektorate, das dieser Anregung zuzustimmen empfiehlt, liegt Ihnen vor, und es ist inzwischen auch vom Departe-mente im Sinn der Aufhebung dieser Aufsicht Beschluß ergangen." (II. Kreis.)

In den Zündhölzchenfabriken weiß die ärztliche Kontrolle auch nichts zu melden über Schädigungen durch Phosphor oder Phosphor-sesquisulfid. Daher ist von ärztlicher Seite die Anregung gemacht worden, die Kontrolle aufzuheben. Gestützt auf die guten Erfahrungen, die man während der nun 20jährigen Fabrikation unserer überall entzündlichen Hölzchen gemacht hat, haben wir jener Anregung zu-gestimmt. (III. Kreis.)

England.

„Ein Fall von Phosphornekrose wurde aus dem Betriebe gemeldet, in welchem Phosphor und seine Verbindungen hergestellt werden. Der Fall war insofern ungewöhnlich, als ihm nur eine vierjährige Berufsarbeit vorangegangen war. Der Arbeiter war in dem Raum zum Trocknen und Fertigmachen von Phosphorsesquisulfid beschäftigt und den Phosphordämpfen nur dann ausgesetzt, wenn Entzündung eintrat. Es ist dies der erste Fall in dieser Abteilung des Betriebes. Die Nekrose betraf die rechte Unterkieferhälfte.“

Schwefelwasserstoff.

Deutsches Reich.

Preußen.

„In der im vorletzten Kriegsjahre errichteten Stapelfaserfabrik sind bei den in der Wäscherei beschäftigten Arbeitern Krankheitserscheinungen aufgetreten, deren Ursache zweifellos in den Arbeitsmethoden zu suchen ist. In der Wäscherei werden die aus der Spinnerei kommenden Fäden durch Hin- und Herschwenken in offenen Bädern mit Chemikalien behandelt, um sie von den noch anhaftenden Spuren von Schwefel zu befreien; hierbei entwickelt sich Schwefelwasserstoff. Bei den in dieser Abteilung beschäftigten Arbeitern stellten sich nun, offenbar unter dem Einfluß des Schwefelwasserstoffs, Bindehautentzündungen der Augen, Magenbeschwerden, Schwindel- und Ohnmachtsanfälle usw. ein. Durch Verbesserung der Lüftungseinrichtungen wurde eine Abnahme der Erkrankungen erzielt, allerdings ohne bleibenden Erfolg. Da eine Änderung des Waschverfahrens in chemischer Hinsicht sich als nicht durchführbar erwies, wurde der Firma empfohlen, das Waschen der Fäden automatisch durch besondere Maschinen vornehmen zu lassen, da nur durch den vollkommenen Abschluß der Waschmaschinen ein Aufhören der Erkrankungen zu erwarten ist. Die Versuche sind jetzt so weit gediehen, daß ihre Ausführung im großen in nächster Zeit erfolgen kann. Die Arbeiten zur Beschaffung genauer Unterlagen über Zahl und Art der Erkrankungen konnten noch nicht zum Abschluß gebracht werden, da die Fabrik keine Betriebskrankenkasse besitzt, sondern der Allgemeinen Ortskrankenkasse angehört, so daß die Ermittlungen sehr umständlich sind.“ (R.B. Stettin.)

„Durch Einwirkung von Schwefelwasserstoff erkrankten in einer chemischen Fabrik fünfzehn Personen an Entzündungen der Augenbindehaut. Drei davon waren für einige Tage arbeitsunfähig, während die übrigen Leute ·die Arbeit nicht auszusetzen brauchten. Dauernden Schaden hat keiner der Leute davongetragen. Die Beseitigung der Gefahrenquelle ist in kurzem zu erwarten, wenn die schon bestehende gut wirkende Anlage znr Entfernung des Schwefels aus den Gasen,

in denen er enthalten ist, entsprechend vergrößert sein wird."
(RB. Merseburg.)

„Ebenfalls an Gasvergiftung starb ein Arbeiter, der Schwefelwasserstoff bei Ausschachtungsarbeiten einatmete. Das giftige Gas war vermutlich aus einem Abwasserkanal entwichen. — Ein Massenunglück,
das aber nicht als Betriebsunfall anzusehen und deshalb auch nicht
in die Statistik aufgenommen worden ist, ereignete sich nach Durchgasung eines Arbeiterheims mittels Blausäure zwecks Beseitigung von
Ungeziefer durch das Durchgasungskommando des· technischen Ausschusses für Schädlingsbekämpfung in Berlin. An dem auf die Wiederfreigabe des Heims folgenden Tage wurden zehn Personen tot
aufgefunden, und acht Personen mußten in das Krankenhaus überführt werden. Vor den Folgen verfrühter Benutzung der durchgasten
Räume ist insbesondere auch in den Mühlen zu warnen, wo Blausäure
neuerdings zur Bekämpfung der Mehlmotte gebraucht wird." (RB.
Düsseldorf.)

Sachsen.

„Durch Schwefelwasserstoffvergiftung wurden vier Arbeiter bei der
Räumung der Abwässergrube in einer Rauchwarenzurichterei getötet.
Nachdem am Vormittag ein in dieser Grube tätiger Arbeiter unbehelligt
geblieben war, fiel am Nachmittag ein anderer, die Räumung fortsetzender
Arbeiter ohnmächtig um. Er sowie drei zur Rettung in die Grube
steigende Kameraden fanden den Tod. Der Schwefelwasserstoff bildete
sich sowohl durch Fäulnisvorgänge als auch dadurch, daß im abgesetzten Schlamm Schwefeleisen vorhanden war und die Abwässer
Schwefelsäure enthielten. Am Vormittag war in der Hauptsache das
überstehende Wasser entfernt worden, welches das sich aus dem noch
ruhenden Schlamm entwickelnde Gas absorbiert haben dürfte. Am
Nachmittag wurde dann die Schlammschicht selbst in Angriff genommen
und dabei aufgerührt. Auch in diesem Falle scheint der Umstand,
daß Schwefelwasserstoff in großen Mengen der Atmungsluft beigemengt
nicht mehr durch widerlichen Geruch abstoßend auffällt, erschwerend
gewirkt zu haben." (Leipzig.)

Baden.

„Drei Arbeiter einer Gerberei waren damit beschäftigt, eine Grube
mit Kalzin zu füllen. Als sie ein neues Faß ausleerten, in dem sich
anstatt Kalzin Milchsäure befand, traten giftige Gase auf, infolge
deren Einwirkung die Arbeiter betäubt wurden. Ein Arbeiter starb,
indes die anderen noch aus der giftigen Atmosphäre herausgeholt
werden konnten und sich rasch erholten. Kalzin ist eine Fabrikbezeichnung für eine Schwefelverbindung des Kalzium. Kommt dieser
Körper mit einer Säure zusammen, so entwickelt sich Schwefelwasserstoff. Kalzin wird in der Gerberei als Zusatzmittel zu den Kalkäschern benutzt, um die Haare zu lockern. Milchsäure wird den
Beizen zugesetzt, in welche die Felle nach der Enthaarung eingebracht
werden. Zu den folgenschweren Vergiftungen kam es durch Ver-

wechslung zweier Fässer. Sie wurde dadurch begünstigt, daß bei dem herrschenden Mangel an Fässern und Ölfarben die liefernden Fabriken nicht mehr aussschließlich ihre eigenen, besonders bezeichneten Verpackungen benützen. Schwefelwasserstoff wirkt schon in geringer Beimengung zur Luft durch Lähmung der nervösen Zentren blitzartig betäubend. Der äußerst unangenehme Geruch sollte vor unvorsichtiger Annäherung warnen. Es besteht aber die auch hier beobachtete Tatsache, daß ein starker Schwefelwasserstoffgehalt der Luft lange nicht so stark und unangenehm auf das Geruchsorgan wirkt als ein schwächerer Gehalt; dies bestätigen die Aussagen der überlebenden Arbeiter, die zu einer Geruchswahrnehmung gar nicht mehr gekommen waren. Die später herbeieilenden Hilfsmannschaften nahmen den Geruch wieder wahr, da sich die Gase inzwischen durch Vermengung mit der Luft verdünnt hatten. Durch deutliche Zeichnung der Fässer gleich bei Ankunft wird für Abhilfe gesorgt.

Ein weiterer, leicht verlaufener Fall einer Schwefelwasserstoffvergiftung ereignete sich in einer Faktisfabrik.“

Hessen.

„Erkrankungsfälle als Folge von Berufstätigkeit in gewerblichen Betrieben sind im Berichtsjahre lediglich aus einer chemischen Fabrik bekannt geworden, und zwar ist dies eine Vergiftung durch Schwefelwasserstoff, zwei Vergiftungen durch Paranitratanilin und zwei andere durch Dinitrobenzol.

Der erste dieser Fälle ereignete sich beim Befördern von Natriumsulfhydratlauge mittelst Druckluft, wobei etwas von der Lauge herausspritzte und den betreffenden Arbeiter betäubte, weil er entgegen der Vorschrift an das Mannloch des Kessels herantrat. Doch verlief dieser Fall ebenso wie die beiden Vergiftungen durch Paranitratanilin bei ärztlicher Behandlung ohne weitere Folge für die Betroffenen.“ (Offenbach.)

Chlor, Salzsäure.
Deutsches Reich.
Preußen.

„In einem Kaliwerke wurde die Wahrnehmung gemacht, daß die mit dem Schweißen von salzbedeckten Gegenständen beschäftigten Leute über Belästigungen durch Chlor- und Salzsäuredämpfe klagten, die sich beim Schweißen bildeten. Durch ein vorheriges Abspülen der Gegenstände mit Wasser ließen sich derartige Einwirkungen, die sich durch ein stumpfes Gefühl an den Zähnen bemerkbar machten, vermeiden.“ (RB. Erfurt.)

Bayern.

„In einer chemischen Fabrik erlitt ein Arbeiter eine Ätzung des linken Fußes und der Hornhaut eines Auges. Er hatte Phosphor-

Oxychlorid in einen Scheidetrichter einzufüllen, goß aber aus Versehen Wasser auf, was zur Folge hatte, daß die noch im Scheidetrichter vorhandenen Reste von Phosphor-Oxychlorid sich unter starker Wärmeentwicklung in Salz- und Phosphorsäure umsetzten. Der hierdurch entstehende Gasdruck führte zu einer Explosion, deren Folgen die erwähnten Ätzungen waren." (München.)

Aus dem Chlorbetrieb einer Fabrik wurden „sechs Chlorvergiftungsfälle gemeldet, die durch Chlorausströmungen aus Leitungen bei Entleerungs- bezw. Einrichtungsarbeiten verursacht waren. Die Erkrankungsfälle betrafen durchwegs Bauarbeiter, die nicht rasch genug aus dem Gefahrenbereich flüchten konnten und durch die Einatmung der Gase heftige Atmungsbeschwerden, soweit bekannt geworden jedoch ohne ernstere Folgen, erlitten." (Oberbayern-Land.)

In einem Betrieb „war in einem Raum, den der hier aufgestellte Arbeiter für kurze Zeit verlassen hatte, ohne für die Zwischenzeit einen anderen mit der Beaufsichtigung der Apparate zu betrauen, durch Leerdrücken der Absperrflüssigkeitssäule eines Druckmessers Chlorgas ausgeströmt. Bei Rückkehr nahm der betreffende Arbeiter das ausgeströmte Gas wahr und schloß die Gasleitung ab, wobei er jedoch von dem Gas einatmete. Anscheinend war die Menge nur unbedeutend, denn er verließ seine Arbeitsstätte nicht und hatte offenbar auch kein Bedürfnis nach Frischluft. Erst nach zwei Tagen meldete er sich krank und starb sieben Tage nach dem Unfall. In einer anderen chemischen Fabrik zog sich ein Arbeiter, der beim Reinigen eines außer Betrieb gesetzten Säurekastens trotz wiederholter Warnung den Mundschutz nicht gebrauchte, eine Verätzung der Lunge durch Säuregase zu, der er nach drei Tagen erlag."

„Vier schwere Erkrankungen durch Einatmung von Chlorgas, wovon ein Fall tödlich verlief, sind zu verzeichnen. „Im Chlorbetrieb dieser Fabrik wurden ferner noch 13 Fälle von Chlorbronchitis beobachtet, welche vor allem auf die zu geringe Achtsamkeit der großenteils neu eingestellten Arbeiter bei der Instandhaltung der betreffenden Apparate zurückzuführen waren. Wegen Neigung zur Chlorakne wurde ein Arbeiter in eine andere Abteilung versetzt." (Pfalz-Nord.)

Hessen.

„Ein Unfall in einer chemischen Fabrik betraf eine Hilfschemikerin. Diese arbeitete an einem nicht ganz dichtschließenden Apparat, der Sulfurylchlorid enthielt. Das Mädchen muß eine größere Menge von diesem stark riechenden Gas eingeatmet haben, denn es wurde beobachtet, wie es unbegreiflicherweise als Gegenmittel Salmiakdünste einatmete. Nach einigen Tagen stellte der behandelnde Arzt Gasvergiftung fest, nachdem die Erkrankte den Vorgang ihrer Erkrankung geschildert hatte. Sie wurde im städtischen Krankenhaus weiterbehandelt, wo sie bald darauf an heftiger Lungenentzündung starb." (Mainz.)

Schweflige und Schwefelsäure.

Deutsches Reich.

Preußen.

„In einer Fabrik für elektrische Zünder wird der Schwefel in doppelwandigen dampfgeheizten Behältern erhitzt. Das Überkochen und Anbrennen des Schwefels wird dadurch vermieden. Da auch die Schwefeldämpfe abgesaugt werden, weist der Arbeitsraum eine einwandfreie Luft auf. In demselben Betriebe findet das Anlöten der Zündpille an den Draht elektrisch und nicht mittels eines durch Gas erhitzten Lötkolbens statt, wodurch eine Reinhaltung der Luft des Arbeitsraumes und eine Verminderung der Unfallgefahr erzielt sind." (R.B. Arnsberg).

Bayern.

Es „wurde ein Fall von Vergiftung eines Laboranten durch schweflige Säure gemeldet, der auf die Destillation oberbayrischer Braunkohle im Laboratorium einer städtischen Gasanstalt zurückgeführt wurde". (München.)

Kleinere Bundesstaaten.

„Die Meierin einer Molkerei zerbrach einen Ballon mit Schwefelsäure und verbrannte dadurch, daß sie zum Sturz kam, Gesicht, Knie und Füße erheblich." (Sachsen-Weimar.)

Nitrose Gase.

Niederlande.

„Vergiftung durch nitrose Gase wurde einmal, und zwar bei einem Arbeiter einer Bierbrauerei gemeldet. Daselbst war ein 31jähriger Mann mit dem Reinigen eines Hefetanks mit Salpetersäure beschäftigt, wobei sich nitrose Gase entwickelten. Am folgenden Morgen um 2 Uhr fand der Arzt den Patienten schwer krank, er litt an Husten und Erbrechen. Über den Lungen waren allenthalben reichlich feuchte Rasselgeräuche und Dämpfung zu hören. Gegen Abend war Patient leicht komatös, antwortete kaum auf Fragen, später gegen 11 Uhr verstarb er im tiefen Koma."

Kohlenoxyd.

Deutsches Reich.

Preußen.

„In den Schreibstuben eines größeren Werkes traten im Januar und Februar 1919 mehrfach Erkrankungen unter Vergiftungserscheinungen (heftige Kopfschmerzen, Übelsein, Schwindelanfälle) auf. Die Nachforschungen nach der Ursache ergaben, daß eine Generatorgasleitung, die unter dem Fußboden der Räume lag, undicht geworden war. Die Gasleitung wurde beseitigt." (RB. Potsdam.)

„In der Sauggasanlage eines Elektrizitätswerkes, dessen Motor ausgesetzt hatte, stieg der Heizer auf die Plattform der Generatoren, um eine etwaige Verstopfung zu beseitigen. Beim Öffnen der Koksschüttvorrichtung wurde er durch ausströmende Gase betäubt. Glücklicherweise wurde der Unfall sofort bemerkt. Die Wiederbelebungsversuche mit dem Sauerstoffapparat hatten Erfolg, so daß der Mann nach achttägiger ärzlicher Behandlung seinen Dienst wieder übernehmen konnte. Die Schüttung des Generators war einwandfrei eingerichtet." (RB. Frankfurt a. O.)

„Im Bezirk einer Gewerbeinspektion ist die Wiederaufnahme des Betriebes mehrerer Sauggasanlagen aufgefallen, deren Bedeutung schon lange vor dem Kriege allgemein sehr zurückgegangen war. Mit der Wiederaufnahme des Betriebes stellten sich bei ihnen auch wieder die Mängel starker Belästigungen der Bedienung und der Nachbarschaft durch üble Dünste ein, so daß Abhilfe geschaffen und in einem Falle die vorläufige Außerbetriebsetzung angeraten werden mußte."

„Von den Bemühungen der Industrie, Betriebskosten zu sparen und dabei die Gesundheitsgefahren zu vermindern, sei die Verbesserung der Einrichtung zum Erwärmen der Bügeleisen in einem Konfektionsbetriebe erwähnt, die darin besteht, das die Gasflammen selbsttätig bis auf eine kleine Stichflamme erlöschen, sobald das Eisen abgehoben wird, und erst wieder voll brennen, wenn es wieder aufgesetzt wird. Der Bügler kommt so mit einem Eisen aus, da die sich aus der Arbeit von selbst ergebenden Pausen genügen, das Eisen warm zu erhalten, während er ohne diese Einrichtung ein zweites Eisen auf der Gasflamme haben muß, um die Zeit zum häufigen Löschen und Anzünden der Flamme zu sparen. Es wird also Gas gespart und zugleich die Atemluft weniger verschlechtert." (LPB. Berlin.)

„Infolge der Verstopfung der Abzugskanäle einer Heizungsanlage wurde der bedienende Heizer durch die zurückströmenden Verbrennungsgase betäubt. Obwohl der Heizer sich an der frischen Luft bald wieder erholte, daß er allein nach Hause gehen konnte, starb er vier Tage darauf an Kohlenoxydgasvergiftung." (RB. Schleswig.)

„In einem Hüttenwerk hatte sich ein Arbeiter trotz wiederholter Warnung im Keller der Gaszentrale zum Schlafen hingelegt und ist da infolge Kohlenoxydvergiftung verstorben." (RB. Hildesheim.)

„In einer Gemüsetrocknerei erkrankten infolge ungenügender Abführung der Dünste die an den Darren beschäftigten Arbeiterinnen. Durch Anbringung gut ziehender Dunsthauben wurde für Abhilfe gesorgt." (RB. Lüneburg.)

„In der Bremsstation eines größeren Werkes, in der Explosionsmotoren mittels Leuchtgas behufs Prüfung in Gang gesetzt wurden, wurde plötzlich ein Arbeiter ohnmächtig, bald darauf erlitten zwei weitere dasselbe Geschick, ohne daß Hinzueilende in dem Raume etwas Auffälliges wahrnahmen. Die sofort herbeigerufene Feuerwehr brachte durch Anwendung des Sauerstoffapparates die drei Ohnmächtigen wieder zum Bewußtsein. Durch die amtliche Untersuchung wurde festgestellt, daß das Abführungsrohr für die Verbrennungsgase oben teilweise verstopft, aber in seinem unteren Teile undicht war, wodurch erhebliche Mengen Kohlensäure in den Arbeitsraum gelangten. Zur Vermeidung ähnlicher Vorfälle wurde außer sicherer Ableitung der Verbrennungsgase eine durchgreifende Verbesserung der Entlüftungsvorrichtungen des Raumes angeordnet und ausgeführt." (RB. Minden.)

„Einige tödliche Unfälle durch Gasvergiftung wurden wiederum infolge Überdrucks in den Gasleitungen und des dadurch herbeigeführten Entweichens von Gas aus den Wasserverschlüssen der Apparate, Ventile usw. herbeigeführt. In einer Gasanstalt bemerkte ein Arbeiter auf einem nächtlichen Wachtgang, daß der Wasserverschluß am Kondenswassertopfe des Zuleitungsrohres neben einem Reinigerkasten Gas durchließ. Der Reinigerraum war mangelhaft beleuchtet, weil der Brenner der Gaslaterne, die im Freien vor dem Fenster brannte, durchgeschlagen war, da die Lampe nicht aus dem Gasbehälter, sondern aus der infolge der Gasausströmung und des Fehlens von Sperrwasser im Kondenstopf drucklos gewordenen, aus den Reinigungskästen kommenden Leitung gespeist wurde. Um die Ursache der Störung festzustellen, die vermutlich in einer Verstopfung der Gasreinigermasse lag, hat der Mann die Bohlen über dem unter Flur liegenden Kondenstopf beiseite geschoben und sich kniend tief zu dem Topfe hinabgebeugt. Dabei ist er von dem Gase betäubt worden und in den kellerartigen Raum hinabgestürzt, ein Umstand, der nur darin seine Erklärung finden kann, daß er, wie sich später durch Aussage seiner Frau herausstellte, keinen Geruchssinn mehr besaß. Zufolge des Unfalls wurde unter anderem verlangt, daß die Lampen des Werks unabhängig von dem Gasdruck in der Gaserzeugungs- und Reinigungsanlage sein müssen, daß alle im Gasbetriebe tätigen Personen vor ihrer Einstellung und danach in regelmäßiger Wiederholung amtlich auf ihre Tauglichkeit, insbesondere auf ihren Geruchssinn zu untersuchen sind, daß der Druck vor und in den Reinigern dauernd zu überwachen und eine unzulässige Drucksteigerung durch einen Sicherheitswasserverschluß zwischen den Skrubbern und Reinigern zu verhindern ist, dessen Wassersäule geringer sein muß als die der anderen Wasserverschlüsse, und der etwa entweichendes Gas unschädlich über Dach ableiten muß. Endlich wurde die Beschaffung eines Sauerstoffatmungsapparates zum Tragen bei der Arbeit verlangt und die Beachtung der Vorschrift, daß Arbeiten, bei denen mit dem Entweichen von Gas zu rechnen ist, stets von mindestens zwei zuverlässigen, mit den Gefahren wohl vertrauten Leuten auszuführen sind. Räume, an deren Eingang sich Gasgeruch bemerkbar macht, dürfen nur unter Verwendung von Atem- oder Sauerstoffapparaten und Rettungsleinen sowie unter dauernder Beobachtung durch Mitarbeiter betreten werden." (RB. Arnsberg.)

„Die Einrichtung gewerblicher Feuerungsanlagen in hierzu ungeeigneten Räumen, insbesondere in Kellergeschossen, war wiederholt die Ursache von Kohlenoxydgasvergiftungen." (Wiesbaden).

„Über die Giftigkeit der Hochofengase sind die Arbeiter immer noch nicht genügend unterrichtet. Vier Arbeiter, die sich neben Gasleitungen und Apparate gesetzt hatten, starben infolge Einatmens solcher Gase, die durch geringe Undichtigkeiten entwichen waren." (RB. Düsseldorf.)

„Ein Arbeiter, der in einem Hüttenwerk aus einer etwa 2 m tiefen Grube, auf deren Boden eine Gasleitung verlief, Wasser auszuschöpfen hatte, verlor in der Grube infolge ausströmenden Gases das Bewußtsein. Wiederbelebungsversuche hatten keinen Erfolg. Es wurde mit der Werksleitung vereinbart, daß in Zukunft derartige Gruben stets von oben mittels einer fahrbaren Handpumpe oder eines langen Schöpfers entleert werden sollen."

„In einem Hüttenwerk wurden eigentümliche Wirkungen von gereinigtem Hochofengas beobachtet, das Arbeiter bei Arbeiten an Schiebern und Leitungen der Winderhitzer eingeatmet hatten. Es gelang, durch Sauerstoffzufuhr die Betäubten ins Bewußtsein zurückzurufen. Nach und nach stellte sich auch körperliches Wohlbefinden wieder ein, jedoch blieb als Folge der Gaswirkung eine Störung des Intellekts zurück, die zur Überführung der Betroffenen ins Irrenhaus Anlaß gab. Nach mehrmonatigem Aufenthalt zeigte sich noch keine nennenswerte Besserung. Da diese Fälle erst nach Einführung der sogenannten Trockenreinigung der Hochofengase vorkamen, denkt die Betriebleitung an die Möglichkeit, daß sich in dem trocken gereinigten Gase Bestandteile befinden, die diese schädliche Wirkung hervorrufen, während die Bestandteile bei der früher angewandten Naßreinigung in Lösung gegangen sind (z. B. gewisse Arsen- oder Zyanverbindungen). Der noch nicht aufgeklärten Angelegenheit wird weitere Aufmerksamkeit gewidmet." (RB. Trier.)

„Die Beobachtung, daß die gesundheitsschädliche Wirkung der kohlenoxydhaltigen Rauchgase noch von vielen unterschätzt wird, konnte in verschiedenen Anlagen gemacht werden. So mußte selbst in großen und · sonst gut geleiteten Betrieben die Heizung der geschlossenen Arbeits- und Aufenthalträume mit Kokskörben oder Öfen ohne Rauchabzug ins Freie gerügt werden. Hier anschließend sei erwähnt, daß im hiesigen Bezirk noch in vielen Anlagen die bei schlechten Zugverhältnissen durch Rauch belästigenden offenen Schüttfeuerungen anzutreffen sind, obwohl dieser Übelstand durch Anbringung von mit Türen versehenen Feuergeschränken leicht behoben werden könnte, ganz abgesehen davon, daß eine solche Einrichtung auch wirtschaftlicher ist." (RB. Aachen.)

Bayern.

„Ein 60 jähriger Maschinist einer Holzbearbeitungswerkstätte erlag einer Gasvergiftung, die er sich im Laufe der Zeit durch Bedienung einer Sauggasanlage zugezogen hatte. Er wurde bei Arbeitsbeginn vor der Maschine bewußtlos mit sehr geringer Herztätigkeit vorgefunden, nachdem er schon am Vorabend über Unwohlsein geklagt hatte, und starb nach ½ stündigen Wiederbelebungsversuchen." (München.)

„Eine tödliche Wassergasvergiftung erlitt ein Arbeiter eines städtischen Gaswerkes beim Reinigen des Skrubbers. Obwohl anscheinend alle erforderlichen Sicherheitsvorkehrungen getroffen waren, entwich doch noch so viel Gas, um den betreffenden Arbeiter zu betäuben. Er wurde bereits kurz nach Beginn seiner Tätigkeit bewußtlos aufgefunden und konnte trotz sofort angestellter Wiederbelebungsversuche nicht gerettet werden." (Pfalz-Nord.)

„Ein Arbeiter erlag einer Gasvergiftung bei der Hantierung am Kondenstopf eines Sauggasmotors." (Mittelfranken-Land.)

„Ein Heizer einer Brauerei zog sich bei Ausprobierung einer neu eingebauten Unterwindfeuerung eine akute Gasvergiftung zu, der er nach drei Tagen erlag." (Unterfranken.)

„In einem Messingwerk wurde ein Arbeiter frühmorgens tot im Ventilschacht eines Glühofens aufgefunden. Die vermutliche Todesursache war Einatmen von Kohlenoxyd. Tags zuvor waren an einem der in Betrieb befindlichen Generatoren mehrfach Rauchgasexplosionen aufgetreten, wobei einige Steine, welche dem Verschluß von Reinigungsöffnungen dienen, herausgeschleudert wurden. Beim Wiedereinsetzen dieser Steine war der Arbeiter augenscheinlich den aus den Öffnungen austretenden Gasen ausgesetzt." (Schwaben.)

„Auf einer Steinkohlengrube beschwerte sich ein Arbeiter über den Kohlenstaub, der beim Abfüllen aus dem Füllrumpfe in großen Mengen aufgewirbelt wird. Es wurde veranlaßt, daß der Kohlenstaub durch Besprengungen mit Wasser niedergehalten wird." (Berginspektion Zweibrücken.)

Württemberg.

„In einer Destillationsanlage verließ ein an einem Generator beschäftigter Arbeiter seine Arbeitsstelle ohne Benachrichtigung seiner Mitarbeiter. Diese vermißten ihn plötzlich und erfuhren durch ein Mißverständnis vom Pförtner, daß der Gesuchte die Fabrik verlassen habe. Später wurde er tot aufgefunden; er hatte sich zum Ausruhen in einen Winkel der Fabrik gesetzt, in dem sich infolge Undichtheit der Leitung Generatorgas angesammelt hatte. Der Verunglückte hat vermutlich eine durch Einatmen des Gases an seinem Arbeitsplatz entstandene Giftwirkung mit einem Aufenthalt in besserer Luft ausgleichen wollen und wählte dazu den ungeeignetsten Platz."

Baden.

„Vergiftungen durch Kohlengase, namentlich Reizung der Atmungswege durch im Koks enthaltene schweflige Säure, traten in einer

Dörrobstanlage mit direkter Feuerung auf. Es wurde der sofortige Umbau der gefährlichen Heizanlage gefordert."

„Drei Fälle von Kohlenoxydvergiftungen aus einer Graugußgießerei Nordbadens waren von Interesse wegen ihrer eigenartigen, technisch nicht voll aufgeklärten Entstehungsursache. Die Vergiftungen müssen mit dem Guß selbst im Zusammenhang stehen. Ein Entweichen der Gase aus dem Kupolofen oder aus Trockenöfen war ausgeschlossen. Ein Lehrling war mit dem Abschaumen der Gußpfanne beschäftigt. Gegen Ende der Gußzeit wurde es ihm übel, er setzte sich abseits hinter einen außer Dienst befindlichen Metallofen, wo er bei Schluß der Arbeitszeit unbeobachtet blieb. Hier muß er das Bewußtsein verloren haben. Er wurde am andern Morgen tot aufgefunden, da rechtzeitige Hilfe nicht gebracht wurde. Ein anderer an gleicher Stelle beschäftigter Arbeiter klagte ebenfalls über Beschwerden, er suchte das Freie auf, woselbst er sich bald erholte. Die Sektion der Leiche ergab Tod durch Kohlenoxydvergiftung. Die Symptome waren nach mündlicher Angabe des Bezirksarztes so ausgesprochen, daß der Fall als Schulbeispiel für eine Kohlenoxydvergiftung gelten könne. Andern Tages, beim Herausnehmen des Gusses aus den Formen, wurde es wiederum zwei fünfzehnjährigen Lehrlingen, die auf dem Boden der Gießerei kniend beschäftigt waren, bei ihrer Arbeit schlecht. Sie wurden auf Anordnung des Vorarbeiters sofort ins Freie gebracht und erholten sich rasch. Sie waren noch einige Tage in der medizinischen Klinik in Heidelberg in Behandlung. Man nahm auch hier Kohlenoxydvergiftung an. Obgleich täglich ungeheure Mengen von Grauguß hergestellt werden, ist noch kein derartiger Fall bekannt geworden. Auch in der Literatur finden sich keine Anzeichen. Es ist zwar bekannt, daß bei jedem Guß geringe Mengen Kohlenoxyd entweichen und sich in blauen Flämmchen entzünden. Wir fordern ja von einem guten Formsand Gasdurchlässigkeit. Beim Guß entflammen die aus der Form entweichenden Gase meist von selbst, werden aber auch noch besonders angezündet, indem der Lehrling mit dem glühenden Schaumlöffel über die Form streicht. Zur Feststellung, ob das Kohlenoxyd vielleicht aus Beimengungen zum Formsand entstanden sein konnte, wurde dieser einer Untersuchung unterworfen. Seine brennbaren Bestandteile betrugen unter dem Durchschnitt nur 2,8%. Diese konnten nicht die Ursache der Vergiftung werden. Das flüssige Eisen enthält Gasbeimengungen aus Kohlenoxyd, Kohlensäure, Sauerstoff und Stickstoff. Stahl- und Spiegeleisen haben den höchsten Kohlenoxydgehalt. Je dünnflüssiger das Eisen, um so heftiger entweichen Gase. Zur fraglichen Zeit wurde neben gewöhnlichem Grauguß auch Hartguß mit reichlichem Zusatz von Spiegeleisen hergestellt. Das Eisen war nach Aussage des Vorarbeiters dünnflüssig. Ein besonderer Reichtum der aus dem flüssigen Eisen entweichenden Gase an Kohlenoxyd kann angenommen werden. Die drückende Atmosphäre am Unfalltage ließ die Gase nicht hochsteigen. Die Erkrankung der beiden Lehrlinge am folgenden Tage muß dadurch erklärt werden, daß sich Gase im Sand hielten, eine auch im Krieg bei Verwendung von Gasgemischen gemachte Erfahrung. Beim Zerschlagen der Gußform wurden die Gase frei und schädigten die für Vergiftungen besonders empfänglichen jugendlichen Arbeiter.

Bei der großen Verbreitung der Graugußgießereien muß es auffallen, daß bisher nirgends derartige Vergiftungen aufgetreten sind und beschrieben wurden. Diese Ausführungen sollen daher einstweilen nur als Erklärungsversuch der sonst gar nicht zu deutenden Vergiftungen bezeichnet werden. Es wäre von größtem Werte, wenn andere Beobachtungen in dieser Richtung veröffentlicht würden. In Kreisen der Gießereiingenieure haben die Vorfälle, als sie bekannt wurden, größte Beachtung gefunden."

Kleinere Bundesstaaten.

„In einer Gemüsetrocknung machten sich bei den Zimmermannschen Darren die Koksdünste unangenehm bemerkbar." (Mecklenb.-Schwerin.)

„In einer größeren Maschinenfabrik waren in einer Betriebsabteilung neun Arbeiter gleichzeitig, vermutlich durch Einatmen von Kohlenoxydgas, betäubt worden. Die angestellten Ermittlungen haben ergeben, daß in einem angrenzenden Raum ein Generator stand, der außer Betrieb gesetzt war, aber noch glühenden Brennstoff enthielt. Der Hahn zu dem über dem Dache des Aufstellungsraumes ausmündenden Gasabzugsrohre war allerdings offen gewesen, jedoch muß angenommen werden, daß sowohl die Türen zum Rost wie auch der Deckel an der Gicht absichtlich nicht oder nur ungenügend verschlossen waren, um die Wärme für die Umgebung auszunutzen. Die aus der Gichtöffnung austretenden Gase konnten infolge Nebels nicht durch die auf dem Dache angebrachte Dunsthaube austreten, sondern drangen durch Undichtigkeiten der den Generatorenraum abschließenden Wände und Fenster in den angrenzenden Arbeitsraum und wurden von den hier Beschäftigten eingeatmet. Der Firma wurde aufgegeben, zur Verhütung des Austretens von Gasen aus dem Generator bei Stillstand des Motors stets den Hahn des Gasabzugsrohres zu öffnen sowie die Tür vor dem Rost und den Gichtdeckel verschlossen zu halten." (Braunschweig.)

„Die zeitweise außergewöhnlich starke Rauchentwicklung von Glühofenfeuerungen für Katalysatormasse, die besonders lästig von dem Bedienungspersonal empfunden wurde, gab Veranlassung, auf die Vorstellungen des Beamten hin einer Änderung der Feuerungsanlage näherzutreten. Es werden zur Zeit Versuche mit einer Wassergasfeuerung gemacht, die alsdann eingebaut werden soll und jedenfalls den obenerwähnten Nachteil der Ölfeuerung nicht besitzt." (Bremen.)

„Luftverschlechterung wurde oft in Betriebsräumen durch den Betrieb von Explosionsmotoren herbeigeführt, die zum Ersatz der durch Stromsperre außer Betrieb gesetzten Elektromotoren aufgestellt waren. In solchen Fällen wurde Abtrennung eines besonderen Raumes für den Explosionsmotor gefordert." (Hamburg.)

Schweiz.

„Nur wenige Fälle von Berufskrankheiten enthält unsere Tabelle IV. Besondere Erwähnung bedürfen zwei Fälle von Kohlenoxydvergiftungen, die auf die Verwendung schlechten Materials, teilweise auch auf ungenügende Lüftungsverhältnisse in der Gasgeneratorenanlage einer Maschinenfabrik zurückzuführen waren." (IV Kreis.)

England.

Kohlenoxyd. „Dieses Gas verursacht in der Regel die meisten Unfälle, und das Jahr 1919 macht keine Ausnahme von dieser Regel. Der interessanteste Fall war der, anläßlich dessen drei Männer, C. Workton, H. Ball und E. Naylor, mit der Eduardsmedaille ausgezeichnet wurden, weil sie das Leben eines Mannes retteten, der den Ziegelbau an der Spitze eines Schornsteines zu Sheffield ausbesserte. Der Schornstein war 47 m hoch. Von den drei genannten Männern arbeitete einer als Gerüster, der zweite als Schieferdecker, der dritte, ein alter Soldat, als Schornsteinreparierer. Als die Männer die Leiter zur Spitze hinaufkletterten, fanden sie, daß diese 7 Fuß unterhalb derselben endete, während der Schornsteinaufsatz über ihren Köpfen auf eine Entfernung von 14 Zoll vorsprang. Der weitere Aufstieg mußte auf Stahlbändern erfolgen, die rings um den Schacht des Schornsteins liefen. Nachdem sie dieses ernste Hindernis überwunden hatten, erreichten sie den Rand des Schachtes. Auf dem 9 Zoll breiten Rand machten sie 20 Minuten lang künstliche Atmung, bis der Mann halb bei Bewußtsein war. Inzwischen war eine Rettungsschlinge mittels Flaschenzuges hinaufbefördert worden. Der Verunglückte wurde in die Schlinge geschnallt, und während zwei der Männer ihn abseilten, unterstützte ihn der dritte, der zur Leiter zurückgeklettert war, bis das Seil über die oberste Sprosse hing. Dies war wegen der Gefahr des Ausgleitens oder Reißens des Seiles beim Auftreffen der Last auf die schwache Leiter beim Beginn des Abstieges der schwierigste Teil der Rettung."

„Einen tödlichen Unfall, bei dem fünf an der Rettung beteiligte Leute vorübergehend durch Gase geschädigt wurden, erlitt der Vorarbeiter eines Hochofens, der als eifriger Arbeiter bekannt war, als er mit einem anderen zu einer Galerie 40 Fuß oberhalb des Bodens emporstieg, um eine Öffnung zu verstopfen. Der zweite Arbeiter wurde erst nach lange fortgesetzter künstlicher Atmung, verbunden mit Sauerstoffzufuhr, zur Besinnung gebracht."

Hochofengas. „Von den 33 Fällen von Vergiftung durch dieses Gas, das 25 % Kohlenoxyd enthält, ereignete sich der weitaus größte Teil beim Reparieren von Kanälen, Rohren usw. oder bei deren Reinigung. In einem Fall trieb der Wind das Gas beim Abstich dem Arbeiter ins Gesicht; in einem anderen Falle wurde ein Kranführer von dem unter dem Verschluß eines Mannloches entweichenden Gasstrom getroffen, in einem dritten wurde ein Arbeiter beim Reinigen einer Gasleitung durch Entweichen von Gas aus einem benachbarten Hochofen vergiftet."

Kraft- und Sauggas. „Auflassen einer Sauggasmaschine war die Ursache von drei, Entweichen aus Kanälen und Leitungen von drei weiteren, Reparaturen an Leitungen und Maschinen endlich ebenfalls Anlaß von drei Unfällen. Ein tödlicher Fall ereignete sich beim Chargieren der Generatoranlage, indem der Wind dem Arbeiter das Gas ins Gesicht blies. Fünf Frauen wurden in einem Polierbetriebe vom benachbarten Maschinenhause her vergiftet, wo eine Verbindung im Abzugsrohr eines Gasmotors sich gelöst hatte. In diesem Falle trat das Gas durch die Spalte um zwei Wellen herum ein."

Leuchtgas. „Zwei Monteure wurden tödlich vergiftet (dazu überdies ein Feuerwehrbrigadier und ein die Rettung versuchender Feuerwehrmann), als sie den Deckel eines Handloches entfernten, um einen neuen anzubringen."

Andere Ursachen für Kohlenoxydvergiftung. „Nur einer von den 23 hierher zu rechnenden Fällen war tödlich, dieser war durch die aus einer offenen Kokspfanne emporsteigenden Dämpfe verursacht, die ein Nachtwächter trotz Warnung in seinen Schuppen mitgenommen hatte. 13 Frauen erlitten leichte Vergiftungen durch den Austritt von Gas aus einem Koksofen, und fünf Männer wurden gleichzeitig durch die Gase eines Nietfeuers leicht affiziert, als sie auf einem Schiff in einem geschlossenen Raume arbeiteten."

Kohlendioxyd. „Ein tödlicher Unfall von Erstickung durch Kohlendioxyd, das aus einem Gärbottich einer Brauerei entwich, ereignete sich dadurch, daß der Verunglückte Sonntag nachmittags in den Gärbottich einstieg, als er allein in der Brauerei war. Man hatte ihn aufmerksam gemacht, er solle nicht vor dem folgenden Morgen in das Faß hineinsteigen, doch war er ein fleißiger Arbeiter, und man nahm an, es sei sein eigner Entschluß gewesen, die Reinigung des Fasses zu beschleunigen. Der Unternehmer war damit einverstanden, daß eine Warnung im Betriebe angebracht wurde des Inhalts, daß 1. niemand in einen Gärbottich einsteigen solle, ohne daß eine zweite Person anwesend sei, und 2. daß jeder Bottich vor dem Einstieg mit einer Kerze geprüft werden solle."

Niederlande.

„3 Fälle von Kohlenoxydvergiftung kamen vor, und zwar 2 bei Arbeitern in einem Gaswerk durch Undichtigkeiten, einer bei einem Arbeiter einer Diamantschleiferei.

Einer der ersteren Fälle betraf einen 67 jährigen Installateur, der in gebückter Stellung außen hinter dem Laboratorium eines Gaswerkes arbeitete und mit leichter Zyanose erkrankte. Er war am folgenden Morgen wieder hergestellt."

Kohlensäure. „Ein vermutlich auf solche zurückzuführender Fall mit tödlichem Ausgang. Ein 32 jähriger Mann in einer Ölfabrik hatte den Auftrag erhalten, aus einem Ölreservoir, das leergepumpt war bis auf eine Schicht von ungefähr 15—20 cm, diese Schicht, bestehend aus einem Niederschlag feiner Leinsamenteilchen in Öl, den sogenannten Bodensatz, zu entfernen. Diese Arbeit erfolgt öfters, etwa 7 mal im Jahre, ohne besondere Veranlassung, und ohne daß jemals ein Unfall zu verzeichnen wäre. Das Reservoir lag in dem Boden etwa 4 m tief versenkt, sein Inhalt betrug etwa 30 cbm.

Die Eingangsöffnung hatte eine Größe von 50 cm im Geviert, lag, durch eine eiserne Platte bis auf einen 6 cm breiten Spalt gut abgedeckt, in einem viel begangenen Gang. Am Tage des Unfalls stieg der Mann, ein Seil um den Leib gebunden, in den Tank hinab, machte das Seil los, fiel zusammen und kopfüber in den Ölrückstand. Ein zweiter Arbeiter stieg, um den ersten zu retten, in gleicher Weise hinab, fiel ebenfalls zusammen, wurde aufgeseilt und kam bald wieder zu sich. Mit Schiffshaken wurde dann der erste emporgeholt, war aber bereits tot. In dem Tank befand sich offenbar eine Schicht giftigen Gases über dem Ölniederschlag, vermutlich Kohlensäure. Zwei Tage nach dem Unfall brannte eine Lampe unten in dem Bassin vollkommen gut; aufs neue stieg ein Arbeiter hinab und blieb bei tadellosem Wohlbefinden unten, bis die Reinigung des Tanks vollendet war. Beim darauffolgenden Wiederauffüllen des Tanks wurde die vermutliche Ursache des Unfalls entdeckt. Das Öl lief mit Wasser gemengt aus der Leinsamenpresse in das Reservoir; durch eine Undichtheit in der Dampfrohrleitung der Presse mischte sich jedesmal Wasser dem aus dem Leinsamen gepreßten Öl zu. In dem bezüglichen Tank stand schon seit 14 Tagen der wasserhaltige Niederschlag. Es ist zu vermuten, daß Hefepilze darin Anlaß zur Entwicklung von Kohlensäure in solcher Menge gaben, daß sich über dem Öl eine ganze Schicht davon bildete.

Ein alter Arbeiter, der lange in dem Fach gearbeitet hat, erinnerte sich, daß vor langer Zeit ein Fabrikant und sein Sohn nacheinander in einem solchen Ölreservoir tot blieben."

„Beim Aufstellen eines Sauggasmotors bemerkte man, daß das Rohr, das das Gas zeitweilig nach außen befördert, verstopft war. Man machte nun im Maschinenraum das Rohr los, ließ aber den Motor weiterarbeiten, um zu sehen, wo jenes verstopft sei. Trotz des ausgiebigen Luftwechsels im Maschinenraum wurden 3 Arbeiter, die sich nahe der Ausströmungsöffnung befanden, bewußtlos. Ein vierter Arbeiter war eben noch imstande, hinauszueilen und Hilfe zu holen."

„In einem Ölwerk wurde einem Arbeiter aufgetragen, den Niederschlag, der sich in einem Rohölreservoir gebildet hatte, zu entfernen. Das Reservoir war unterirdisch in einem nicht ventiliertem Raum gelegen, der Zugang zu diesem befand sich über dem Reservoir. Beim Füllen war das Öl mit Wasser verunreinigt und dadurch sauer (? Ref.) geworden. Der Arbeiter, der in das Bassin hinabgestiegen war, sank ein, und da er das um seinen Leib geschlungene Seil entfernt hatte, konnte er nicht mehr rechtzeitig emporgeholt werden. Als dies schließlich gelang, war er bereits tot."

„Beim Entfernen einer Verstopfung in einem Gaswerk wurden 2 Arbeiter bewußtlos. Weder Gasmasken noch Sauerstoffinhalationsapparate waren vorhanden."

Schwefelkohlenstoff.

Deutsches Reich.

Preußen.

„Ein Fall einer akuten Vergiftung durch Schwefelkohlenstoff, der in der Gummi-Industrie als Vulkanisierungsmittel gewerbliche Anwendung findet, kam in einem chemischen Fabriklaboratorium bei einem Betriebsleiter vor und äußerte sich in tagelangen, anhaltenden Kopfschmerzen und Schlaflosigkeit."

Organische Verbindungen der Fettreihe.

Deutsches Reich.

Preußen.

„In einer Druckerei erkrankten 2 Arbeiterinnen, die Farbwalzen mit einem Ersatzlösungsmittel reinigen wollten, an Vergiftungserscheinungen. Schon nach kurzem Arbeiten mit dem neuen Lösungsmittel stellten sich Ohnmachtsanfälle ein. Beide Arbeiterinnen kamen mit dem Leben davon. Nach der chemischen Untersuchung erwies sich das Lösungsmittel als unreiner Tetrachlorkohlenstoff, dem etwas Terpentin zugesetzt war. An seiner Stelle wird jetzt wieder der im freien Handel käufliche Terpentinölersatz verwendet, der keine schädliche Wirkungen zur Folge hat." (R. B. Frankfurt a. O.)

„Bei der Bearbeitung von Nitrokohlenwasserstoffen sind im Laufe des Berichtsjahres 4 Fälle von Vergiftungen mit insgesamt 114 Krankheitstagen vorgekommen. Drei der Fälle traten bei Arbeiterinnen auf, die mit der Herstellung von Bergwerkssprengstoffen unter Verwendung von Perdit beschäftigt waren. Der 4. Fall betraf einen beim Ausdämpfen von Geschossen am Düsenapparat beschäftigten Arbeiter." (R.B. Schleswig.)

„Schädigungen der Gesundheit wurden mehrfach durch Verwendung von Ersatzstoffen hervorgerufen. In einer Gummiwarenfabrik wurden kurz hintereinander 2 Arbeiter betäubt beim Bestreichen von Stoff mit Gummilösung, zu deren Herstellung an Stelle von Benzin Trichloräthylen verwendet worden war. In einer Lackfabrik traten bei den Arbeitern starke Augenentzündungen auf. Die Untersuchung ergab, daß sie zurückzuführen waren auf Verwendung einer Mischung von Azeton, Pyridin, Methylalkohol und Senföl zum Lösen von Harzen. Übelkeit und Erbrechen verursachte in einer Brauerei die Verwendung des angeblich Chlor enthaltenden Reinigungsmittels Antiformin."

„Zwei Brommethylvergiftungen haben Veranlassung gegeben, die bei der Herstellung dieses Präparates verwendete Apparatur weiter zu verbessern. — In einer chemischen Fabrik starben mehrere Arbeiter infolge Genusses von Methylalkohol, den sie aus dem Betriebe entwendet hatten." (RB. Wiesbaden.)

Sachsen.

„In einer anderen Rauchwarenzurichterei wurde 1 Arbeiterin durch die Einatmung von Tetrachlorkohlenstoff getötet. Sie hatte entgegen der Anweisung ein rotierendes Holzfaß, in dem Pelzwaren durch Schütteln mit diesem Stoff gereinigt wurden, nach Stillsetzung geöffnet und sich beim Herausnehmen der Waren mit dem Oberkörper in das Faß hineingebeugt." (Leipzig.)

Baden.

„In einer chemischen Wäscherei wurde mit Trichloräthylen gearbeitet. Dieser Körper ist als Reinigungs- und Lösungsmittel jetzt viel im Gebrauch, er steht dem Chloroform nahe und ist von ähnlichen narkotischen Wirkungen, aber wesentlich ungiftiger.

Die als Benzinersatz verwendeten gechlorten Kohlenwasserstoffe wurden hinsichtlich ihrer Giftigkeit im hygienischen Institut in Würzburg Untersuchungen unterworfen, wobei sich gerade Trichloräthylen als verhältnismäßig harmloser Körper im Tierversuch erwies. Er ist weniger giftig als der weit verbreitete Tetrachlorkohlenstoff (Benzinoform) und viermal weniger giftig als Chloroform.

Während der Verwendung von Trichloräthylen erkrankte 1 Arbeiterin an Erscheinungen, wie sie durch chronische Einwirkung narkotischer Gifte hervorgerufen werden: Kopfschmerzen, Benommenheit und später Schlaflosigkeit mit Aufgeregtheit. Sie mußte die Arbeit längere Zeit aussetzen. Nach ihrer Gesundung wünschte sie weiter in der chemischen Wäscherei beschäftigt zu werden. Hiervon wurde ihr dringend abgeraten. Andere gleichwertige Arbeit ist vorhanden.

Wenn auch sicher ist, daß einzelne Personen für gewisse Gifte besonders disponiert sind, so bleibt doch zu beachten, daß auch 2 Arbeiter, die in dem gleichen Raume ständig beschäftigt sind, über stärkere Beschwerden bei Verwendung von Trichloräthylen klagten, als sie bei Benzin oder Benzol verspürt hatten. Auch andere Sachverständige berichten Gleiches. Es ist nicht unwahrscheinlich, daß sich Trichloräthylen dem Menschen gegenüber, bei länger dauernder Einwirkung, anders verhält als im Tierexperiment. Dies bleibt bei Anwendung des Körpers zu beachten, der sonst wegen seiner geringen Giftigkeit und seiner Unverbrennlichkeit als Ersatzmittel für Benzin empfohlen werden konnte."

Kleinere Bundesstaaten.

„In einer Gummimäntelfabrik erkrankten vorübergehend mehrere Arbeiterinnen in der Kleberei, als statt des gewöhnlichen unter Beimischung von Benzin oder Benzol hergestellten Klebmittels eine mit Trichloräthylen angesetzte Gummilösung benutzt wurde. Die Benutzung von Trichloräthylen wurde untersagt; andere Gummimäntelklebereien und ähnliche Betriebe wurden von den Gefahren unterrichtet, da unter den gegenwärtigen Verhältnissen die üblichen Gummilösungsmittel schwer erhältlich sind und die Fabriken deshalb erfahrungsgemäß leicht zu ungeeigneten Ersatzmitteln, wie den gechlorten Kohlenwasserstoffen oder Schwefelkohlenstoff, greifen." (Hamburg.)

Österreich.

„Über einen Fall von Chloroformvergiftung in einer Drogerie sei folgendes berichtet: Ein Praktikant hatte vor dem Unfalle mehrere Tage mit Chloroform gearbeitet, was eine leichte Betäubung zur Folge hatte. Dieser Zustand erfuhr an dem Tage, an welchem der Praktikant durch mehrere Stunden hindurch Chloroform umfüllte und filtrierte, eine wesentliche Verschlechterung. Ohne zu wissen, wie er nach Hause kam, fiel er daselbst zusammen. Der Arzt stellte Bewußtlosigkeit mit Lähmungserscheinungen fest, welche Erscheinungen auch nach dem Erwachen weiter anhielten. Das Erwachen war eine zeitweilige Unterbrechung eines 3 Tage andauernden Schlafes. Als Folgeerscheinung zeigte sich noch 6 Monate nach dem Unfalle Atemnot. Wichtig erscheint in diesem Falle die protrahierte Entstehung der Narkose (die aus Teilnarkosen bestehende Narkose) und die besonders wirksame Verdunstung des Chloroforms beim Filtrieren." (Wien I.)

Schweiz.

„In einer chemischen Fabrik erkrankte gegen Ende des Jahres 1917 der Besorger eines Destillationsapparates für Brommethyl unter schweren Erscheinungen, die man auf die Wirkung des genannten Körpers zurückführte. Der Mann war lange krank und kam schließlich in die Irrenanstalt. Hier erklärte der Arzt, der Patient leide an einer organischen Hirnkrankheit, die von verschiedenen Ursachen, aber auch wohl von einer Brommethylvergiftung herrühren könne.

In einer Schuhfabrik kamen 11 leichte Augenentzündungen durch Azeton einer schlechten Warensendung vor." (II. Kreis.)

Niederlande.

„In der Lackiererei einer Wasserflugzeugfabrik klagte einer der beiden Lackierer über Kopfschmerzen beim Lackieren. Zur Verwendung kommen drei Lacke, die alle rohes Azeton und Spuren von Alkohol enthalten. Von diesen Lacksorten werden pro Woche für zwei Flugzeuge 144 hl gebraucht. Die Fabrik verfügte über elektrisch betriebene Absauger. Die Arbeiter standen jedoch beim Lackieren der ausgebreiteten Tragflächen so, daß sie trotz des Ventilators unnötigerweise Dampf einatmen mußten. Dies wurde abgeändert."

Benzin, Petroleum usw.

Deutsches Reich.

Preußen.

„Eine Brikettfabrik war vor zwei Jahren, als die bis dahin als Bindemittel benutzte eingedickte Sulfitzelluloseablauge, das sogenannte Zellpech, von der Heeresverwaltung beschlagnahmt wurde, zur Bindung der Staubkohle mit Steinkohlenpech übergegangen. Im Berichtsjahre stellten sich nun bei zwei in der Pechzerkleinerung beschäftigten Arbeitern krätzeähnliche Hauterkankungen und Geschwürbildungen, namentlich am Halse, ein. Die zunächst auftauchende Vermutung, daß es sich um den bei Brikettarbeitern durch das Steinkohlenpech auftretenden Hautkrebs handle, ist durch die ärztliche Untersuchung nicht bestätigt worden. Es lagen nur harmlose Hauterkrankungen vor, die wohl durch die unvermeidliche Staubentwicklung bei der Brikettherstellung und vielleicht auch durch mangelnde persönliche Sauberkeit der beiden Arbeiter gefördert worden waren. Gelegenheit zur gründlichen körperlichen Reinigung ist den Arbeitern im Betriebe durch ausreichende Wasch- und Baderäume gegeben." (RB. Stettin.)

„Ferner erkrankte eine Arbeiterin, die in einer Sprengstoffabrik mit der Bedienung der Paraffinbäder beschäftigt war, an einer Hauterkrankung, deren Heilung 30 Krankheistage in Anspruch nahm." (RB. Schleswig.)

„Auf einem Schiffsneubau zog sich ein Anstreicher beim Streichen des Wellentunnels mit Teerfirnis eine Vergiftung durch Einatmen der Teerdämpfe zu. Für die Zuführung von frischer Luft war gesorgt; der Erkrankte hatte jedoch den Hahn des Luftschlauches im Innern des Raumes entweder nicht geöffnet oder selbst wieder geschlossen. Die Firma hat darauf die Abstellvorrichtung am Ende der zum Entlüften enger Schiffsräume benutzten Schläuche beseitigt. Ein Hinweis hierauf fehlt in den vom Reichsarbeitsminister neu aufgestellten verschärften Bestimmungen für die Ausführung von Anstreicherarbeiten in engen Schiffsräumen, deren Béachtung den Werften teilweise Schwierigkeiten bereitet." (RB. Stade.)

„In der Pechverladerei einer großen Teerdestillation sind Hauterkrankungen häufiger aufgetreten als in Friedenszeiten, was nach Ansicht der Betriebsleitung hauptsächlich auf den Mangel an Seife zurückzuführen war. Um den Arbeitern reichlichere Seifenmengen zuzuführen, erhielt die Fabrik auf die Bestätigung des Gewerbeinspektors, daß reichlichere Seifenzuteilung erforderlich sei, um Hauterkrankungen der Pecharbeiter zu verhindern, die Genehmigung zum Bezuge einer angemessenen Menge Seife aus dem besetzten Gebiete."

„Der Wiegemeister eines größeren Martinwerks erlitt eine tödliche Gasvergiftung in seiner Arbeitsbude durch Gase, die vermutlich durch die Wände der Wagengrube in das Häuschen gelangt waren und von einem in etwa 10 m Entfernung gelegenen Generatorgaskanal stammten. Die Generatoren hatten wegen Kohlenmangels stillgestanden und waren den Tag gerade in Betrieb genommen worden, Es wurde angeordnet, daß die Wände und der Boden der Wagengrube mit Zement 1:3 unter Zugabe von Zeresit geputzt und mit Zement gebügelt werden, und das Häuschen auf eine Zementunterlage gestellt werde." (RB. Arnsberg.)

„Von besonderen Krankheitserscheinungen seien nur die schon während des Krieges aufgetretenen Hautentzündungen bei Arbeitern, die mit Schmieröl zu tun haben, erwähnt, sie sind wohl auf die minderwertigen Öle und auf den Mangel an guter Seife zurückzuführen."

„Besondere Schwierigkeiten bereitete bisher die Entstaubung von Raspeleien in Stockfabriken. Die Raspel selbst, eine umlaufende geriffelte Stahlscheibe, muß sich vorn und auf beiden Seiten benutzen lassen und daher möglichst frei sein, weil das Werkstück in den verschiedensten Lagen an sie herangebracht werden muß. Aus diesem Grunde muß auch die Mündung der Staubableitung verhältnismäßig weit von der Raspelscheibe entfernt bleiben. Diese Schwierigkeiten sind nunmehr in einer großen Stockfabrik des Bezirks gut gelöst. An den Raspeln, an denen nur die Stockgriffe (Horn- und Holzgriffe) bearbeitet werden, sind die Saugköpfe der Entstaubungsvorrichtung als quadratische Trichter in den für mehrere Scheiben gemeinsamen Arbeitstisch möglichst dicht hinter den Scheiben eingelassen und mit breiter Holzhaube, die soweit als möglich an die Scheibe herangeführt wird, versehen. Die Absaugung der Horn- und Holzabfälle erfolgt getrennt; die wertvollen Hornabfälle werden in eine Kammer abgesaugt, während die Holzabfälle zum Dampfkessel gedrückt werden. Die Raspeln, an denen die Stöcke selbst bearbeitet werden, stehen frei, die Saugleitung nähert sich ihnen vom Fußboden aus und endet etwa in der halben Höhe zwischen Fußboden und Raspel in einen Trichter mit rechteckigem Querschnitt. Die Einrichtungen haben sich sehr gut bewährt." (RB. Kassel.)

„In zwei Brikettfabriken, in denen als Bindemittel Pech verwendet wird, traten juckende Hautausschläge und Geschwüre auf. Zum Schutze gegen diese Hauterkrankungen schmieren sich die Arbeiter Gesicht und Arme mit Lehm ein, den sie für wirksamer halten als Salben, Puder und andere Schutzmittel. In einem dieser Betriebe fehlte es noch an Wasch- und Badegelegenheit." (RB. Wiesbaden.)

Bayern.

„Im Betriebe einer neu errichteten Brikettfabrik wurden Augen- und Hautentzündungen festgestellt, denen die neu eintretenden Arbeiter ausgesetzt waren. Die Entstehung wird auf den feinen Pechstaub zurückführt, der sich auf die Haut der Arbeiter auflegt und die schmerzhaften Entzündungen hervorruft. Nach Ausheilung scheint, soweit die bisherigen Erfahrungen reichen, Gewöhnung einzutreten." (Oberbayern-Land.)

„Ein Fall von Schmierölmelanose ist zu erwähnen." (Pfalz-Nord.)

„Bei den Arbeitern der Pirmasenser Schuhindustrie sind gewerbliche Erkrankungen aufgetreten, die auf die Verwendung schlechter Teerprodukte und Fette zurückgeführt werden. Amtsärztliche Untersuchungen darüber sind veranlaßt. Über ihr Ergebnis ist noch nichts bekannt." (Pfalz-Süd.)

Sachsen.

„Zu erwähnen ist die Vergiftung von zwei Personen in einer Papierprägerei durch Einatmen von Paraffindämpfen beim Eintauchen von Pappdeckeln in kochendes Paraffin. Der Schmelzkessel entbehrte einer Absaugvorrichtung für die Dämpfe. Mit dem Bezirksarzte wurde festgestellt, daß die Genannten an schweren Ekzemen erkrankt waren, darunter der Werkführer, der infolge Zutritts eines inneren Leidens starb, das nach Ansicht des behandelnden Arztes auf das Einatmen oder anderen Eintritt von schwefelhaltigem Phosphor in den Körper zurückzuführen wäre. Eine genaue Nachprüfung mußte unterbleiben, weil das Imprägnieren inzwischen eingestellt worden war. Offenbar enthielt die Imprägniermasse gesundheitsschädliche Bestandteile." (Chemnitz.)

„Zwei Arbeiterinnen, die in einer Metallwarenfabrik Möbelbeschläge entfetteten, wurden durch ein ‚Benzinol' genanntes Benzinersatzmittel vorübergehend betäubt, ohne einen sonstigen gesundheitlichen Schaden davonzutragen. Da die Weiterverwendung dieses Ersatzmittels sofort eingestellt worden war, erübrigten sich weitere Maßnahmen. Hauterkrankungen als Folge des Gebrauchs von Schmierölersatz sind in einem Aufsichtsbezirk nicht mehr, in dem anderen nur noch ganz selten beobachtet worden. Es dürfte dies hauptsächlich dem Umstande zu verdanken sein, daß den Arbeitern wieder mehr Seife zur Verfügung stand." (Leipzig.)

„Das Gewerbeaufsichtsamt Plauen konnte Erkrankungen in Form von Ausschlägen an den Händen und Unterarmen bei einzelnen Maschinenarbeitern, die mit sogenanntem Bohrwasser, einem Schmierölersatzstoff, zu tun haben, auch im Berichtsjahre wieder beobachten. Es wurden von der Ortskrankenkasse vier Fälle aus einer Maschinenfabrik gemeldet, und es erfolgte daraufhin eine Besichtigung mit dem Bezirksarzte, der die schädliche Wirkung dem Gehalte an sogenanntem Teerfettöl und einer besonderen Hautempfindlichkeit der Betroffenen zuschrieb. In Ermangelung der Möglichkeit eines Verbotes der Verwendung des Bohrwassers, da andere geeignete Stoffe nicht verfügbar waren und Schutzmittel (wie Handschuhe usw.) bei der Arbeit nicht angewendet werden konnten, wurde die Betriebsleitung veranlaßt, bei der Stadtverwaltung einen Seifenzuschlag für die in Frage kommenden Arbeiter zu beantragen. Das geschah und das Gewerbeaufsichtsamt befürwortete einen Antrag für 445 Personen. Seit September ist nur noch ein derartiger Erkrankungsfall gemeldet worden."

„In einer Lederfabrik erkrankte von 4 mit dem Ölen der Felle beschäftigten Frauen eine an Hautausschlag beider Hände. Die chemische Untersuchung des Öles ergab, daß es in der Hauptsache aus teerartigen Stoffen bestand und verseifbare Fette entweder gar nicht oder nur in sehr geringen Mengen enthielt, woraus sich die hautreizende Wirkung erklärt. Auch bei den anderen Frauen zeigten sich des öfteren Blüten und Pusteln an den Händen und Armen. Der Betriebsinhaber wurde veranlaßt, die Bürsten mit Griffen zu versehen, damit bei ihrem Eintauchen in die Ölgefäße die Finger möglichst unberührt bleiben, und die Frauen wurden zu größtmöglicher Reinlichkeit angehalten." (Zwickau.)

Kleinere Bundesstaaten.

„In einer Anlage, welche aus Braunkohlenteer Öl gewinnt und Paraffin herstellt. zeigte sich plötzlich bei einer größeren Anzahl (40) von Arbeitern starker Hautauschlag an den Händen und Armen. Die Erscheinung wurde als die bekannte Ölkrankheit (auch wohl Paraffinkrätze) bezeichnet und durch Anwendung besonderer Sauberkeit erfolgreich bekämpft. Den Arbeitern wurden besondere Handtücher und gute Seife sowie Wechselanzüge zur Verfügung gestellt. Zu gleicher Zeit wurde darauf hingewirkt, daß kein Arbeiter ohne gründlichste Reinigung im Arbeiterbade das Werk verließ. Es gelang dadurch, der Krankheit Herr zu werden, so daß am Ende des Berichtsjahres nur noch drei Krankheitsfälle bezeichneter Art gemeldet wurden." (Sachsen-Altenburg.)

England.

Krebsige Geschwüre. „Im allgemeinen wird das Wort ‚Geschwür der Haut' gebraucht, um eine wunde Stelle der Hautoberfläche zu bezeichnen, die im Gewerbe nicht selten durch die Einwirkung von Stoffen entsteht, mit denen gearbeitet wird. Unter entsprechender Behandlung pflegen diese Erkrankungen unbeschadet des Alters des Befallenen rasch zu heilen, auch bei Rückfällen tritt durch Ruhe und Behandlung Heilung ein.

Bei der Beschäftigung mit Teer, Pech, Paraffin aber, besonders wenn die Arbeiter über 35 Jahre alt und etwa 10 Jahre bei dieser Art Arbeit sind, findet oft keine Heilung der auf die Einwirkung der reizenden Stoffe sich entwickelnden Geschwüre statt, sondern die Erkrankung verbreitet sich über einen größeren Teil der Hautoberfläche sowie auch in die Tiefe gegen das Unterhautzellgewebe; in diesem Falle liegt die als Epitheliom oder Hautkrebs bezeichnete Erkrankung vor, und dann ist sie anzeigepflichtig. Recht häufig entwickelt sich die Krankeit am Skrotum. Die einzige Methode, diese Geschwüre erfolgreich zu behandeln, ist die Operation, und diese soll sobald wie möglich vorgenommen werden und im allgemeinen kann die Notwendigkeit eines operativen Eingriffs gleichzeitig als Kriterium für die Notwendigkeit der Krankheitsanzeige gelten.

Viele von den Arbeitern, die mit den genannten Stoffen in Berührung kommen, neigen zu entzündlichen Hauterkrankungen, wie

Verstopfung der Ausführungsgänge der Talgdrüsen, die zur Bildung harter, roter Erhabenheiten (Papillen, Pusteln) der Haut führt, oft mit einem schwarzen Punkt in der Mitte (Mitesser). Diese Erscheinungen treten meist am Gesicht, Nacken und an der Streckseite der Arme auf. Mitunter bewirkt die fortgesetzte Reizung das Auftreten zerstreuter Pigmentflecken, roter Stellen am Unterarm oder kleinerer Warzen ohne Geschwürsbildung oder Neigung zur Verbreitung auf die umgebende Haut. Diese Affektionen fallen nicht unter den Begriff ‚Epitheliomatöse Geschwüre‘ und es besteht nicht die Absicht, die Anzeigepflicht auf sie auszudehnen."

Niederlande.

Bindehautentzündung wurde bei zwei Brikettarbeitern durch Verladen von Pech festgestellt.

Nettolin, „Von diesem Teeröl werden in einer Druckerei monatlich 60 kg zum Reinigen der Druckrollen gebraucht. Das Hantieren mit einem mit dieser Flüssigkeit getränkten Reibelappen hat bisher keine Hauterkrankungen zur Folge. Nettolin scheint ein Gemenge von Anthrazen und Napthalin zu sein. Jedoch wird angeraten, das Hantieren mit diesem Stoff zu unterlassen."

Dampf erhitzter Teeröle. „In einer Kupfergießerei gab der Gebrauch von Teeröl beim Erhitzen der Schmelztiegel Anlaß zu Klagen der Arbeiter über Benommenheit und Geschmackstörungen. Zum Anheizen der Öfen waren 1000—1200 kg wöchentlich nötig. Trotzdem über dem Schmelztiegel eine Dunsthaube zur Ableitung vorhanden war, traten die Dämpfe seitlich davon aus und verbreiteten sich im Arbeitsraum. Es wird in dem Raum so kurz wie möglich gearbeitet, und dabei werden den verschiedenen Gießern abwechselnd Respiratoren zur Verfügung gestellt, jedoch nicht getragen. Das Gemenge enthält gewöhnlich zu gleichen Teilen Kupfer und Zink, ferner 0,1 % Blei. Obige Klagen sind durch Teeröl verursacht. Es fand daher Übergang zur Petroleumheizung statt, soweit solches im freien Handel zu erhalten war."

Petroleumteer. Kohlenwasserstoffe. „In der Lackiererei einer Blechwarenfabrik waren ein Mann und zwei Mädchen mit dem Eintauchen von Stoff zur Umhüllung elektrischer Drähte in ein Gefäß beschäftigt, das einen aus Ruß, Petroleum und Terpentin bestehenden Lack enthielt. Nach dem Eintauchen wird das Material mit Haken aus dem Gefäß herausgeholt, wobei die Finger der Arbeiter reichlichst mit dem Lack in Berührung kommen, dann aufgehängt und in einen Trockenofen gebracht. Das Lokal war ohne Dampfabsaugung, ohne Ventilation, die Luft übelriechend. Zur Entfernung des schwarzen Lacks wird ‚Terpentin‘, das ist Rohpetroleum von einem Siedepunkt von 130—260° C verwendet. Das hier verwendete Terpentin scheint ein Gemenge von unter 90° C siedenden Anteilen des Petroleums, verunreinigt durch höhere Teer-Kohlenwasserstoffe und schwefelhaltige sehr übelriechende Stoffe, zu sein."

Der zuständige Gewerbeinspektor hat das Anbringen eines elektrischen Ventilators vorgeschrieben.

Die Mädchen „hatten Papillome an den Unterarmen, das eine von ihnen in großer Zahl".

„Der ärztliche Gewerbeinspektor und der medizinische Fachmann der Arbeitsinspektion nahmen im Berichtsjahre eine Untersuchung des Gesundheitszustandes der Arbeiter in den fünf Steinkohlenbrikettfabriken vor.

Das Ergebnis war folgendes:

Fabrik A. Zahl der untersuchten Arbeiter 199 (davon 85 schon im Jahre 1917 untersucht), davon 34 jünger als 17 Jahre, 38 seit weniger als einem Jahre beschäftigt.

Erkrankungen der unbedeckten Haut werden bei 47, der bedeckten Haut bei 13, beides zusammen bei 8 Personen beobachtet. Es waren z. T. Erkrankungen der Schweiß- und Talgdrüsen, z. T. Erkrankungen der Haut selbst, nnd zwar flache und spitze Effloreszenzen, Warzen und Furunkel.

Bei einem Arbeiter wurde eine eitrige Erkrankung des rechten Oberschenkels beobachtet.

Fabrik B. Untersucht wurden 15 Arbeiter, einer davon war unter 17 Jahren, einer war weniger als ein Jahr beschäftigt.

In einem Fall wurde Erkrankung der bedeckten Haut (Affektion der Schweiß- une Talgdrüsen) gefunden.

Augenbindehautentzündung in verschiedener Stärke bestand siebenmal.

Fabrik C. Es wurden 50 Arbeiter untersucht, unter denen einer bereits im Jahre 1917 der Untersuchung unterzogen worden war, drei waren unter 17 Jahre alt, 43 durch kürzere Zeit als ein Jahr beschäftigt.

Erkrankung der unbedeckten Haut wurde in 14, der bedeckten in 3 Fällen beobachtet, sie bestand in Erkrankungen der Schweiß- und Talgdrüsen, sowie Erkrankungen der Haut selbst, und zwar flachen und spitzen Effloreszenzen.

Fabrik D. Untersucht vurden 117 (davon 42 schon 1917 untersuchte) Arbeiter, einer von ihnen war unter 17 Jahre alt, 54 seit weniger als ein Jahr beschäftigt.

In 30 Fällen wurden Erkrankungen der unbedeckten, in 1 davon gleichzeitig auch der bedeckten Haut beobachtet, es lagen Erkrankungen der Schweiß- und Talgdrüsen, dann flache Schwellungen und Furunkel vor.

Fabrik E. Es wurden 14 Arbeiter untersucht, von ihnen waren 12 schon in einem der beiden Vorjahre untersucht worden, keiner war unter 17 Jahren, 2 waren kürzer als 1 Jahr bei der Arbeit.

Beobachtet wurden fünfmal Erkrankungen der unbedeckten Haut, diese betrafen die Schweiß- und Talgdrüsen oder bestanden in Schwellungen flachen oder warzenartigen Charakters oder es waren Furunkel.

Augenbindehautentzündung verschiedenen Grades bestand in zehn Fällen. Bei einem der Arbeiter wurden Hornhautflecken mit nennens-

werter Verschlechterung des Sehvermögens durch Eindringen von Pech-
teilchen in die Hornhaut beim Pechhacken beobachtet.

Wie bei der ärztlichen Untersuchung im Jahre 1917 wurde das
Hauptaugenmerk auf das Tragen guter Arbeitskleider und zweckmäßiger
Handschuhe sowie gegen Staub schützender Augengläser und Verpflich-
tung zum Baden gelegt.

Es verdient bemerkt zu werden, daß noch keine zweckmäßige
Brille getragen wird. Ein gutes Modell findet sich im Unfallmuseum
zu Amsterdam, es hat große runde Gläser, umgeben von einem fein-
maschigen Drahtnetz."

Benzol und Benzolderivate.
Deutsches Reich.
Preußen.

„In einer Teerdestillation wurde ein Arbeiter, der dem Naphthalin-
wäscher zu schnell Wasser zuführte, durch geschmolzenes, überschäumen-
des Naphthalin tödlich verbrannt. Solche Unfälle können nur dadurch
vermieden werden, daß das zum Durchrühren des Naphthalins erforder-
liche Wasser sehr vorsichtig zugegeben wird."

„Typische Vergiftungserscheinungen durch Anilin zeigten sich bei
einem Arbeiter, der mit dem Umkristallisieren von Bromanilin, und
einem anderen, der mit dem Abfüllen von Anilin in einer chemischen
Fabrik beschäftigt war. Sauerstoffinhalationen und Krankenhausbe-
handlung waren erfolgreich, so daß die Betroffenen keinerlei dauernden
Schaden erlitten haben." (RB. Potsdam.)

„Eine Ölzeugfabrik war wegen des Mangels an Firnis gezwungen,
zum Imprägnieren der Kleidungsstücke teilweise Ersatzfirnis zu verwenden, der, nach dem Geruch zu schließen, benzolhaltig war und bei
den mit dem Imprägnieren beschäftigten Arbeitern ähnliche Erscheinungen, wie Benommenheit, Schwindelgefühl usw., hervorrief, wie sie
früher beim Anstreichen enger Schiffsräume mit benzolhaltigen Farben
beobachtet worden waren. Da die zum Tränken und Trocknen der
Kleidungsstücke benutzten Räume ausreichend groß und günstig gelegen waren, konnte durch wirksame Lüftung erreicht werden, daß die
Belästigungen der Arbeiter nur in geringem Umfange und vorübergehend auftraten, ohne nachteilige Folgen hervorzurufen."

„Beim Gebrauch eines von einer Stettiner Firma hergestellten
Rostschutzmittels in den Reparaturwerkstätten für Eisenbahnwagen
stellten sich bei den mit dem Auftragen der Farbe beschäftigten Anstreichern Beschwerden wie Kratzen im Halse, Appetitlosigkeit, Übelkeit und Schwindelgefühl ein. Die Belästigungen waren anscheinend
auf den Gehalt des Anstrichmittels an Pyridin zurückzuführen. Um
das Pyridin durch einen harmlosen Stoff zu ersetzen, wurde der Firma
Petroleum freigegeben mit dem Erfolge, daß Krankheitserscheinungen
bei den Anstreichern nicht mehr auftraten. Die Belästigungen durch

die pyridinhaltige Farbe machten sich übrigens nur bei Arbeiten in geschlossenen Räumen bemerkbar; bei Anstrichen im Freien, an Krananlagen usw., erwies sich die Farbe als ungefährlich und konnte weiter benutzt werden." (RB. Stettin.)

„In einer Gummiwarenfabrik kam ein Arbeiter bei ungeschicktem und unbeaufsichtigt gebliebenem Reinigen einer Benzolgrube durch Einatmen der Benzoldämpfe zu Tode. Der Boden der Grube wurde nachträglich mit Gefälle versehen, so daß Benzolreste sich nunmehr an einer Stelle sammeln und mittels Pumpe gehoben werden können; das Besteigen der Grube ist damit entbehrlich geworden." (RB. Breslau.)

Die im Jahresbericht für 1914 bis 1918 (S. 400) gegebene Statistik der Gesundheitsverhältnisse für acht größere Glasschleifereibetriebe der Grafschaft Glatz mit dem überwiegenden Teile der in diesem Gewerbezweige beschäftigten Personen wurde auch für das Berichtsjahr erhoben und ist in einer Übersicht des Originalberichtes zusammengestellt.

Auf 1000 versicherte Glasschleifer entfielen hiernach im Jahre 1919 26,1 Erkrankungen der Atmungsorgane mit Ausnahme der Lunge (1918 53,7) und 3,8 (5,0) Todesfälle, 28,0 (26,8) Lungenerkrankungen und 5,6 (6,7) Todesfälle. In den Ziffern für 1918 sind neben den Berufserkrankungen zugleich die Folgen der damaligen Grippeepidemie ausgeprägt. — Die Zahl der weiblichen Glasschleifer ist in erwünschtem Zurückgehen begriffen.

„Ein eigenartiger Unfall mit tödlichen Folgen ereignete sich in der Benzolfabrik einer Koksanstalt. Durch ein undichtes Rohr war etwas Benzol ausgetreten. Der mit dem Abdichten des Rohres beauftragte Arbeiter atmete Dämpfe des ausgetretenen Benzols ein, arbeitete aber noch 16 Tage weiter, ehe er sich unter den Anzeichen starker Bauchschmerzen und Erbrechen krank meldete. Eine Operation ergab eine leichte Verschlingung des unteren Dünndarmes. Vier Tage darauf starb jedoch der Erkrankte an Herzschwäche. Ob der Tod als eine Folge des Einatmens der Benzoldämpfe angesehen werden kann, ist zweifelhaft. Ärztlicherseits wird die Ansicht vertreten, daß durch die Einatmung heftiger Husten, verbunden mit Würgen und Erbrechen, verursacht wurde, und daß durch die gewaltige Anstrengung der Bauchpresse die Darmverschlingung entstanden sei. Sie sei daher als Folge der eingeatmeten Dämpfe und der Tod als mittelbare Unfallfolge anzusehen. — In der Fettextraktion einer Leimfabrik reinigte ein Arbeiter mit einem Draht eine unter schwachem Druck stehende, verstopfte Benzolleitung. Eigentlich sollte hierbei ein zweiter Arbeiter die Reinigungsöffnung schnell wieder verschließen. Das ausströmende Benzol durchtränkte die Kleider des beim Zurückspringen stolpernden Mannes und hatte, bevor die Kleider heruntergezogen werden konnten, große Teile der Haut entfettet und schwere Verletzungen — Verbrennungen zweiten Grades — hervorgerufen." (RB. Oppeln.)

„Eigenartige Krankheitserscheinungen traten in einer Metallwarenfabrik auf, in der Braunkohlenteer und Naphthalin gewonnen werden, das zur Befeuerung von Messingschmelzöfen benutzt wird. Ein bei dem Schmelzen des Naphthalins beschäftigter Arbeiter wurde von einer der Gesichtsrose ähnlichen Krankheit befallen, die er den heißen Naphthalindämpfen zuschrieb. Bei einem anderen trat dieselbe Erscheinung in leichterer Form auf, wieder andere zogen sich durch die Teerdämpfe Augenentzündungen zu. Bei den mit dem Reinigen der zum Entsäuern des Braunkohlenteers dienenden Schleudermaschine beschäftigten Arbeitern traten an den Unterarmen zahlreiche rote Flecken auf, die heftiges Jucken und Schmerzen verursachten. Nach zwei bis drei Wochen ging die Erscheinung vorüber. Der Knappschaftsarzt, der den an Gesichtsrose erkrankten Arbeiter behandelte, hielt es für ausgeschlossen, daß die Naphthalindämpfe Einfluß auf die Gesichtsrose haben könnten, da diese durch einen besonderen Bazillus hervorgerufen werde, andererseits sei ihm bekannt, daß Naphthalin, als Streupulver gegen Läuse angewendet, bei geringen Verletzungen durch Kratzen einen heftig brennenden rotfleckigen Ausschlag erzeuge; es sei nicht unwahrscheinlich, daß die übrigen Krankheitsfälle durch Naphthalin hervorgerufen sein könnten."

„In einer Farbenfabrik beantragte der Betriebsrat die Zuweisung von Milch für die mit Nitro- und Amidokörpern in Berührung kommenden Arbeiter. Nach vorgenommener örtlicher Prüfung in Gemeinschaft mit dem Kreisarzt wurde der Antrag beim Kommunalverband befürwortet. Den beteiligten Arbeitern wurde daraufhin zum Genuß in der Fabrik, je nach ihrer Gefährdung, $^1/_4$ bis $^1/_2$ l täglich geliefert." (RB. Merseburg.)

„Eine Arbeiterin eines Zünderzerlegungsbetriebes erkrankte leicht an Pikrinsäurevergiftung." (R.B. Erfurt.)

„Beim Streichen der Innenwandungen eines Dampfkessels mit dem Kesselsteinschutzmittel ‚Siderosthen' wurde ein Arbeiter bewußtlos. Ein am Mannloch haltender Arbeiter, der auf Anrufe keine Antwort erhielt, stieg in den Kessel, um nach der Ursache zu forschen. Als auch er nicht wiederkam, rief der die Aufsicht führende Meister die Feuerwehr herbei, die die Leute aus dem Kessel herausholte und mittels Sauerstoff alsbald wieder zum Bewußtsein brachte. Trotz dieses Vorkommnisses versuchten zwei Tage später zwei andere Arbeiter — wie sie meinten ‚unter Anwendung größerer Vorsicht' —, die Arbeit zu Ende zu führen. Auch bei ihnen wiederholte sich der bereits geschilderte Vorgang, und auch sie wurden durch die Feuerwehr herausgeholt und durch Einatmen von Sauerstoff gerettet. Nachteilige Wirkungen sind bei keinem der bewußtlos gewordenen Arbeiter aufgetreten." (R.B. Schleswig.)

„In den Harburger Ölwerken Brinkmann & Mergell wurden zwei Arbeiter beauftragt, einen leeren Öltank von $4^1/_2$ m Höhe, der bis kurz vorher mit extrahiertem Rüböl gefüllt gewesen war, zu reinigen. Als Extraktionsmittel hatte Benzol gedient. Der eine Arbeiter bestieg den Tank, ohne daß dieser vorher entlüftet war, auf einer Leiter, wurde ohnmächtig und konnte infolge Versagens des herbeigeholten Rauchhelms der Feuerwehr nur als Leiche geborgen werden. In dem

Schlamm am Boden des Tanks konnten einwandfrei geringe Mengen Benzol nachgewiesen werden, die bei dem Abdestillieren der Öl-Benzollösung nicht vollständig abgetrieben waren. Die Firma hatte erst vor kurzer Zeit die Extraktionsanlage eingerichtet und wußte daher nicht, daß die vollständige Entfernung des Benzols nicht ganz einfach ist. Mehrere Lebensretter, System Dräger, sind beschafft, und es ist angeordnet worden, daß vor dem Befahren von Tanks, die mit extrahiertem Öl gefüllt waren, eine ausreichende Entlüftung stattfinden muß." (RB. Lüneburg.)

„Zum Schutze der Arbeiter gegen die Vergiftung durch Dämpfe errichtete eine Sprengstoffabrik eine Anlage, bei der die Entleerung der Dinitrobenzolgranaten durch umlaufendes heißes Wasser bewirkt wurde. Während der Entleerung bleiben die Granaten in einem geschlossenen Blechkasten. Das heiße Wasser wird durch die Füllöffnung mittels eines Spritzröhrchens in das geneigt liegende Geschoß eingeführt. Das heiße Wasser löst die Füllung auf. Aus der Lösung scheidet sich das Dinitrobenzol ab, worauf das Wasser weitere Verwendung zu Lösezwecken findet. Der Sprengstoff wird so restlos wiedergewonnen. Die bei der Entlaborierung entweichenden giftigen Gase werden durch eine mechanisch getriebene Absaugevorrichtung an den Entstehungsstellen abgesaugt und unschädlich abgeführt. Die Anlage darf als mustergültig bezeichnet werden."

„In einem Phenylhydrazinbetrieb sind Hautentzündungen bei den Arbeitern aufgetreten, die mit dem Einschlagen des Erzeugnisses in Preßtücher beschäftigt wurden. Da das Tragen die Unterarme bedeckender Handschuhe die Erscheinungen nicht zu verhüten vermochte, wurde auf eine Änderung der Arbeitsweise hingewirkt. In diesem Phenylhydrazinbetriebe sind auch zahlreiche Arbeiter an Augenentzündungen erkrankt, die nach der Explosion eines mit diesem Stoffe gefüllten Destillationskessels den Arbeitsraum und die Apparatur gesäubert haben. Der bei der Explosion im Arbeitsraum anwesende Arbeiter erkrankte sofort und ist später in seiner Heimat gestorben. Ob sein Tod mit der Einatmung von Phenylhydrazindämpfen in ursächlichem Zusammenhange steht, ist noch nicht endgültig festgestellt. — Bei der Herstellung von Nitrochlorbenzol sind mehrere Fälle von Anilismus vorgekommen. Das Tragen von Mundschwämmen hat sich nicht als ausreichende Schutzmaßregel erwiesen." (RB. Wiesbaden.)

„In einer Knochenentfettungsanlage hatte ein Arbeiter das Mannloch eines Extrakteurs, dessen Füllung mit Benzol während der Mittagspause unterbrochen wurde, mit alten Säcken abgedeckt. Infolge eines undichten Ventils in der mit dem Extrakteur verbundenen Dampfleitung hatte sich das in dieser befindliche Benzol erhitzt, so daß Benzoldämpfe durch das unzureichend abgedeckte Mannloch entweichen konnten, von denen der Verunglückte, während er in dem Extraktionsraum sein Mittagessen verzehrte, betäubt wurde. Als ihn seine Mitarbeiter nach der Mittagspause in besinnungslosem Zustande auffanden, war die Vergiftung bereits so weit vorgeschritten, daß sofort eingeleitete

Wiederbelebungsversuche mit einem Sauerstoffapparat ohne Erfolg blieben." (RB. Köln.)

Bayern.

„Nitrobenzolvergiftung zogen sich drei Schlosser bei Instandsetzungsarbeiten an den betreffenden Apparaten zu. Weiterhin sind noch zwei leichte Anilinvergiftungen zu verzeichnen."

„An Blasenkrebs erkrankten sechs Arbeiter, und zwar in je einem Fall im Diaminfarb-, Anilinblau-, Eosin- und Rhodamin-, Basen-, Chromsäure- und Alizarinmischbetrieb, ferner wurde noch ein Fall von Papillom bei einem Arbeiter erkannt, der schon seit Jahren pensioniert ist und früher bei der Fuchsinherstellung beschäftigt war."

„Hauterkrankungen verschiedener Art zeigten sich in zwölf Fällen, so Dermatitiden und Ekzeme durch Niditrochlorbenzol; sie traten sämtlich bei Handwerkern auf, welche mit Instandsetzung und Umbau der Apparatur beschäftigt waren."

„Erkrankungen der Haut zeigten sich auch bei Arbeitern in Farbabteilungen sowie in der Anthrazenreinigung, hervorgerufen durch Äthylenchlorid und Tetrachloräthylen sowie durch Bohröl." (Pfalz-Nord.)

„Mit Beendigung der Munitionsherstellung für Kriegszwecke sind die noch im Vorjahre zahlreichen Dinitrobenzolvergiftungen zum Stillstand gekommen. Auch Gesundheitsschädigungen anderer Art, deren Ursprung in der Beschäftigung zu suchen ist, kamen nicht zur Kenntnis." (Oberpfalz.)

Sachsen.

„In einer Teerdestillation hatte sich beim Destillieren von Mittelölen das Auslaufrohr der Destillierblase mit Naphthalin zugesetzt. Als nun ein Arbeiter zur Beseitigung der Verstopfung eine Stange in die Öffnung stieß, strömten plötzlich die Dämpfe aus der Blase und betäubten den Arbeiter auf der Stelle. Ins Freie gebracht, erlangte er jedoch das Bewußtsein wieder." (Bautzen.)

„Eine Asbestwarenfabrik beantragte für die in der Kautschuk-Asbestabteilung beschäftigten Arbeiter und Arbeiterinnen die Zuweisung von Milch. Die Arbeiter sind bei dem Auftragen der Gummilösung mit dem Pinsel auf Stoffbahnen den Dünsten der Ersatzlösungsmittel ausgesetzt und leiden infolgedessen unter Kopfschmerzen und Appetitlosigkeit. Bei einer gemeinsam mit dem Bezirksarzt vorgenommenen Revision war die Absaugung der Dünste nicht zu beanstanden und die Arbeiter erklärten, daß sich Unzuträglichkeiten nur bei neueintretenden Arbeitern besonders bemerkbar machen." (Dresden.)

Baden.

„Der Ersatz des Benzins durch Benzol und gechlorte Kohlenwasserstoffe im Reinigungsgewerbe hat zu mehreren Schädigungen geführt.

Zwei mit Tuberkulose behaftete Arbeiter einer chemischen Wäscherei zeigten durch Reizung der Lungen und durch Magenübel, die auf Benzolaufnahme zurückzuführen waren, Verschlechterung ihres Zustandes.

Ein in der gleichen Wäscherei beschäftigter Arbeiter sagte aus, er spüre die Benzoleinwirkung stärker, wenn er vorher Alkohol genossen habe. Diese richtige Selbstbeobachtung hat ihn dazu veranlaßt, den Alkoholgenuß während des Tages ganz zu vermeiden. Die Aufnahme nahezu aller gewerblichen Gifte wird durch gleichzeitigen Alkoholgenuß begünstigt. Die Untersuchung des verwendeten Benzols ergab keine Besonderheiten. Es war das übliche Kriegsbenzol, ein Teerdestillat von etwa 150°. Die nebenbei verwendeten sogenannten Lösungsmittel sind Vorläufer der Holzgeistdestillation, enthaltend Azeton, Essigsäure, Methyläther und Holzgeist. Besonders giftig sind diese Körper nicht, höchstens kann der Holzgeist, der aber nur in geringen Mengen beigemischt ist, ähnlich wie Benzol reizend auf die Schleimhäute wirken und zu Kopfschmerzen, Husten und Übelsein Anlaß geben.

In einer Schuhkremefabrik, die Wachs in schweren Mineralölen mit einem Siedepunkt von durchschnittlich 160° auflöst, erkrankten mehrere Arbeiterinnen. Sie klagten über Augentränen, Schwindel, Kopfschmerz, rauschähnliche Zustände und vor allem über Appetitlosigkeit und ein ständiges Gefühl des Vollseins. Meist waren es Mädchen mit Spuren von Bleichsucht. Männer erkrankten nicht. Nur ein am Schmelzkessel beschäftigter Arbeiter sagte aus, daß er beim Reinigen der Kessel leichte Rauschzustände sich schon zugezogen habe, besonders wenn er kurz vor der Mittagspause mit leerem Magen arbeite. Eines Tages wurde eine Arbeiterin so stark vom Schwindel befallen, daß sie umfiel und aus dem Saale in den Speiseraum verbracht werden mußte. Alsbald erlitten noch drei weitere Frauen Anfälle, darunter eine, die in einem anderen Saal mit leeren Dosen beschäftigt war, also gar kein Gas aufgenommen haben konnte. Hierbei handelt es sich wohl sicher um psychische Ansteckung. Zur Abstellung des Mißstandes wurde Verbesserung der Ventilation mit Absaugung der spezifisch schweren Dämpfe nach unten angeordnet. Außerdem wurde empfohlen, vor der Nahrungsaufnahme nicht nur die Hände zu waschen, sondern auch Mundspülungen vorzunehmen."

Hessen.

„Durch Einwirkung von Dinitrobenzol wurde, allerdings erst nach Monaten, der Tod herbeigeführt. Der betreffende Arbeiter war vom Mai 1916 bis November 1918 in einem Granatenfüllwerk beschäftigt gewesen. Während dieser Zeit erkrankte er dreimal an Anilismus; am 25. März 1919 stellte sich Blasenbluten ein, und dann wurde Prostatakrebs festgestellt als dauernde Einwirkung aromatischer Verbindungen, woran der Mann am 31. Dezember 1919 starb." (Offenbach.)

„In einer Wachswarenfabrik war eine Hilfschemikerin mit der Untersuchung von Lösungsmitteln (Benzol u. dgl.) beschäftigt, die hierbei erhitzt wurden. Die dabei sich entwickelnden Dämpfe hatten eines Tages bei der Angestellten ein sofortiges Stören der Herztätigkeit und Schwindel zur Folge. Am nächsten Tag stellte sich am ganzen Körper ein starkes Hautjucken ein, das mit einer Knoten- und Bläschenbildung verbunden war. Die Erkrankte wurde drei Tage nach dem Unfall ärztlich untersucht, und der Arzt stellte neben dem Hautausschlage über den ganzen Körper noch eine schwere Nervenerschöpfung und unregelmäßigen Herzschlag fest. Die allgemeine Schwäche nahm in den nächsten Wochen derart zu, daß die Erkrankte 24 Pfund von ihrem Körpergewicht verlor. Der Ausschlag verlor sich nach nicht allzu langer Zeit, jedoch blieb die Haut mehrere Monate noch überempfindlich." (Mainz.)

Kleinere Bundesstaaten.

„Ein Arbeiter wurde beim Pichen eines eisernen Tanks von Gasen betäubt; er konnte durch Drägerschen Sauerstoffapparat wieder zum Bewußtsein gebracht werden." (Sachsen-Weimar.)

„In einer Zünderzerlegeanlage, wo Pikrin aus den Sprengkörpern zurückgewonnen wird, wurde immer wieder die intensive Gelbfärbung der Haut festgestellt, gewöhnlich verbunden mit Blutarmut und häufig mit Katarrhen der Atmungsorgane. Obwohl in der Anlage alle Vorsichtsmaßregeln angewendet wurden, ließ sich die Erscheinung nicht eindämmen. Durch häufigen Wechsel der Beschäftigungsart konnten indessen dauernde gesundheitliche Schädigungen vermieden werden." (Sachsen-Altenburg.)

„Bei dem Ab- und Umladen von Anthrazen, einem Nebenprodukt der Teerindustrie, das als Ersatzbrennstoff für Kesselfeuerungen Verwendung fand, ist in zwei Betrieben die Beobachtung gemacht, daß ein Teil der mit dieser Arbeit beauftragten Leute an leichtem, jedoch stark juckendem Hautausschlag erkrankte. Der Ausschlag zeigte sich an Händen, Armen und im Gesicht, ging jedoch nach Einstellen der Arbeit wieder ohne weitere Behandlung zurück. Er trat nur an heißen Sommertagen auf und nur bei einzelnen Leuten, die offenbar besonders empfindlich waren. Als Schutzmittel hat sich das vorherige Einfetten der gefährdeten Körperteile bewährt."

„Daß die meisten mit flüssigen Kohlenwasserstoffen verdünnten Farben auch in weniger engen Räumen gesundheitsschädliche Folgen haben können, bewiesen Fälle, in denen sich beim Anstreichen der inneren Wände reparierter Eisenbahnwaggons eine erhebliche Belästigung, insbesondere der Augen, bemerkbar machte, die zur Inanspruchnahme ärztlicher Hilfe führte. Auf diesseitige Veranlassung sind Proben dieser Farben dem chemischen Staatslaboratorium zur Untersuchung überwiesen worden. Nach dem Ergebnis hält das Medizinalamt die Farben nicht für geeignet, Augenentzündungen, wie solche beobachtet sein sollten, hervorzurufen (ungenügende Aufklärung — Ref.). Jedenfalls wurde die Verwendung im Freien für unschädlich gehalten und bei der Benutzung in geschlossenen Räumen geeignete Ventilation oder Verkürzung der Arbeitszeit empfohlen." (Bremen.)

„In einer Gummiwarenfabrik waren einige an den Mischwalzen beschäftigte Arbeiter von Unwohlsein befallen und an leichter Magenverstimmung erkrankt. Da zu der Gummimasse auf den geheizten

Walzen als Vulkanisationsbeschleuniger kleine Mengen von Anilinöl zugesetzt werden, das sich an den Arbeitsplätzen durch Geruch und bläuliche Dämpfe bemerkbar machte, entstand der Verdacht, daß es sich bei den Erkrankungen um leichte Anilinvergiftungen handele. Die amtsärztliche Untersuchung der Arbeiter und ihres Harns ließ eine solche Einwirkung immerhin als möglich erscheinen; von der weiteren Verwendung des Anilins als Beschleuniger der Vulkanisation wurde deshalb abgesehen. Die ärztliche Untersuchung der Arbeiter wurde noch durch Blutprüfung vervollständigt, um zu entscheiden, ob eine Einwirkung der zu manchen Gummimischungen hinzugesetzten Bleiverbindungen stattgefunden hatte. Aber obwohl es sich um Männer handelte, die viele Jahre an den Mischwalzen beschäftigt waren, ließ weder die Untersuchung ihres körperlichen Zustandes noch der Blutproben eine Bleiwirkung erkennen. Die Wascheinrichtung wurde durch Zuleitung warmen Wassers verbessert und ihre Benutzung den Arbeitern eindringlich empfohlen." (Hamburg.)

„Von einer Ortskrankenkasse ist über das häufige Auftreten von Ekzemerkrankungen unter den Malern einer Fabrik landwirtschaftlicher Maschinen Mitteilung gemacht worden. Die Untersuchung ergab, daß diese sich auf die unbedeckten Körperteile: Hände, Arme und Gesicht erstreckenden Hauterkrankungen, die auch mit Anschwellen der Augenlider und Brennen der Augen verbunden waren und teilweise längere Arbeitsunfähigkeit zur Folge hatten, auf die Verwendung von aus Teerderivaten bestehenden Terpentin- und Firnisersatzstoffen zurückzuführen ist. Durch Einreibung der entzündeten Hautteile mit Salben, und soweit tunlich Beschaffung anderer Ersatzstoffe, ist eine erhebliche Besserung erzielt worden. — In wesentlich geringerem Umfange wurden diese Hauterkrankungen auch bei den Arbeitern einer Waggonfabrik festgestellt.

In letzterer wurde ferner beobachtet, daß die Verwendung einer roten Anstrichfarbe das Gelbwerden aller Holzteile in den betreffenden Arbeitsräumen zur Folge hatte. Da der Betriebsrat einen gesundheitsschädlichen Einfluß auf die Arbeiter befürchtete, hat die Firma die Untersuchung der Farbe veranlaßt, die ergab, daß dieselbe hauptsächlich aus Teerleichtöl mit viel Anilinöl bestand und durch die Eigenschaft der Dämpfe des letzteren, Nadelholz gelb zu färben, die erwähnte Erscheinung veranlaßt ist. Da die Anstreicharbeiten in großen hohen Räumen, in denen für ausreichenden Luftwechsel gesorgt ist, ausgeführt werden, die Dämpfe von Anilin oder Benzol also nur in großer Verdünnung auftreten können, erscheint eine auf die Gesundheit der mit den Anstreicharbeiten beschäftigten Leute nachteilige Einwirkung der Farben ausgeschlossen." (? — Ref.)

„Über eine Gummiwarenfabrik wurde des öfteren Klage geführt, sie verunreinige die Luft andauernd durch Schwefelkohlenstoff- und Benzoldämpfe; diesseits wurde diese Klage dahin begutachtet, daß diese Dämpfe wohl unangenehm, jedoch nicht gesundheitsschädlich seien in der Verdünnung, wie sie an die Außenluft gelangten. Zum

Schutze der Arbeiter wurde stärkere Ventilation der Arbeitsräume verlangt." (Reuß.)

Österreich.

„Beim Anstreichen einer kalten Kesselwand mit Anticorrosivum wurden zwei Arbeiter bewußtlos. Als der eine von ihnen wieder zu sich kam, war er wie betrunken, er wollte immer wieder in den Kessel hinein." (Wien I.)

Schweiz.

„Neu erscheint ein Todesfall durch Nitrobenzolvergiftung. Auch die Tabelle der gewerblichen Erkrankungen bietet ein ungünstiges Bild. Deren Zahl ist über alle Maßen hoch und der Anstieg hauptsächlich den zahlreichen Erkrankungen durch Dinitrobenzol, nächstdem auch durch Nitrobenzol und Dinitrochlorbenzol zuzuschreiben. Die Landesverteidigung nahm die Fabriken zur Herstellung des Dinitrobenzols andauernd stark in Anspruch, es scheint, daß die eine und andere die tückischen Eigenschaften dieses Stoffes nicht genügend zu meistern verstand, wir konstatierten auch in einem Falle, daß man die vorgeschriebenen Vorsichtsmaßnahmen nicht sorgfältig genug handhabte." (II. Kreis.)

England.

Toxische Gelbsucht. „Alle 3 Fälle waren auf Vergiftung mit T. N. T. zurückzuführen und endeten tödlich. In dem einen Falle — es handelte sich um eine 25jährige Frau — trat der Tod an Leberatrophie 8 Monate nach dem Aufgeben der Arbeit in einer staatlichen Geschoßfüllerei ein. Der 2. Fall betraf einen Geschoßprüfer von 47 Jahren. Der Fall war außergewöhnlich mit Rücksicht auf den anscheinend wenig intensiven Kontakt, den der Mann beim Prüfen der Geschosse mit dem giftigen Material hatte. Seine Krankheit begann im November 1918 mit Kopfschmerz, Atemnot, Schwäche, Bauchschmerzen und häufigem Erbrechen. An beiden Händen bestand Dermatitis, die Lippen waren blau, Gelbsucht jedoch fehlte. Die Untersuchung seines Allgemeinbefindens und seines Blutes im April 1919 ergab nichts Auffallendes. Die Ansicht des Arztes, der ihn untersuchte, war die, daß er an Schwäche, mäßiger Herzdilatation, Blutarmut, vermutlich, doch nicht sicher infolge von T. N. T.-Vergiftung, leide. Dieser Zustand blieb unverändert und am 15. Juli wurde er sogar für fähig zu leichter Arbeit erklärt. Er arbeitete bis zum 26. Juli, am 28. aber wurde er für schwer krank befunden, am 30. Juli trat der Tod ein. Die Obduktion ergab Gelbsucht und ausgesprochene Leberatrophie. Der 3. Fall betraf einen 49jährigen Mann, der im September 1918 als Bohrlochfüller seine Arbeit begonnen hatte. Im November zeigte sich Gelbsucht, am 31. Mai 1919 endete die Krankheit tödlich. Die Leber wog bloß 1306,2 g und war stark fettig degeneriert mit fibrösen Partien. Gelbsucht war bei der Obduktion nicht zu finden, dagegen zeigten sich rote Flecken am Stamm und an den Gliedern."

Toluol. „In einem Fall von Gasvergiftung beim Reinigen eines Tanks, der eine ammoniakalische Flüssigkeit und Toluol enthalten hatte, konstatierte der Bericht, daß sonst gewöhnlich Siebe-Gormans Gasarbeiterrespirator getragen wurde, der dem Arbeiter bei solchen Beschäftigungen das Atmen von auswärts zugeleiteter Frischluft möglich macht, daß aber diese Vorsichtsmaßregel in diesem Fall vernachlässigt worden war. Für solche Fälle, die sich in ähnlicher Weise kürzlich öfters ereignet hatten und die auf ungenügende Schutzmaßnahmen beim Reinigen von Tanks zurückgeführt werden mußten, wurden folgende Vorschriften gegeben:

1. Die Periode des ‚Lüftens' hat 6 Tage zu dauern.

2. Zur Reinigung der Tanks vom Schlamm sollen diese mit Wasser gefüllt werden, hierauf ist Dampf durchzuleiten, bis jenes siedet. Es ist nötig, daß die Dampfrohre bis auf den Boden der Tanks reichen, und durch Umrühren oder sonst auf irgendeine Weise muß dafür Sorge getragen werden, daß der Schlamm mit dem Wasser eine Emulsion bilde.

3. Wenn ein Tank durch längere Zeit leer gestanden ist, dann muß er, bevor jemand ihn betritt, mit Wasser gefüllt und wieder entleert werden.

4. Das Betreten eines Tanks und die Arbeit darin darf nur Leuten gestattet werden, die eine Gesichtsmaske oder einen Helm angelegt haben, welcher durch einen Kautschukschlauch mit der freien Luft in Verbindung steht (so z. B. der Apparat von Denayrouze oder der von Siebe-Gorman), oder auch einen Atmungsapparat, der selbst die Vorrichtungen enthält, die es der in einer Giftatmosphäre befindlichen Person ermöglichen, normale Luft oder ein Luft-Sauerstoffgemisch zu atmen.

5. Jeder, der in einen Tank einsteigt, soll einen Rettungsgürtel mit einem Seil daran tragen, dessen anderes Ende von einer außerhalb des Tanks befindlichen Person gehalten wird.

6. Eine Sauerstoffflasche mit Gesichtsmaske und Verbindungsteilen soll stets gebrauchsfertig bereitstehen."

Anilin. „Ein Fall von Anilinvergiftung trat infolge von Aufnahme des Stoffes durch die Haut ein, indem die Flüssigkeit beim Ausströmenlassen des Anilinöls aus einer Korbflasche in einen Tank dem Arbeiter auf Gesicht und Hände spritzte. Er hatte Segeltuchhandschuhe getragen, doch hatten ihm diese nicht den nötigen Schutz gewährt."

Niederlande.

Eine Abnahme der Trotylarbeit war in den Betrieben zu beobachten.

„Der Symptomenkomplex der leichten Trotylvergiftung, bestehend in Kopfschmerz, Schläfrigkeit, Magenbeschwerden, unregelmäßigem Stuhlgang, der noch im Dezember 1918 bei 4 Arbeitern zu beobachten war, wurde im Berichtsjahre nicht mehr wahrgenommen, gelegentlich klagten noch einige Arbeiter über Schläfrigkeit und Kopfschmerz.

Im Januar 1919 wurde bei 2 Arbeitern der Munitionsfabrik auf der Marinewerft zu Amsterdam, die am meisten verdächtig aussahen, eine spektroskopische Blutuntersuchung auf Methaemoglobin, jedoch mit negativem Ausfall, angestellt.

Als Gesamtergebnis der Untersuchungen an den Trotylarbeitern in den Jahren 1917—19 ergibt sich, daß eine schwere Trotylvergiftung hier nicht vorgekommen und somit den Niederlanden ernstliche Krankheits- sowie Todesfälle erspart geblieben sind, wie man sie in andern Ländern bei den Trotylarbeitern wahrgenommen hat."

Untersuchung der Trotylarbeiter.

„Nach der Berufsstatistik vom 25. Mai 1918 war die Gesamtzahl der Trotylarbeiter 172, bei meinem Besuch im Dezember 1918 war ihre Zahl auf 143 herabgegangen, im Jahre 1919 schrumpfte diese infolge des Waffenstillstandes am 11. November 1918 noch weit mehr ein, bis nach meinem letzten Besuch am 25. Juli 1919 überhaupt kein Trotyl hergestellt wurde. Auch in der ersten Hälfte des Jahres 1919 wurde nicht mehr so regelmäßig und intensiv mit Trotyl gearbeitet wie im Jahre 1918.

Die Munitionsfabrik auf der Marinewerft zu Amsterdam wurde in diesem Jahre zweimal besucht.

Bei meinem ersten Besuch im Januar 1919 arbeiteten 53 Leute, 11 von ihnen waren früher nicht mit der Trotylarbeit beschäftigt gewesen, bei meinem zweiten Besuch im Februar 1919 waren noch 8 Arbeiter da, einer oder zwei davon bei der Trotylarbeit."

„Es ereigneten sich 2 Fälle von Anilinvergiftung."

Verschiedene Gifte.

Deutsches Reich.

Preußen.

„Geradezu unbegreiflich ist der Leichtsinn, durch den ein in der galvanischen Abteilung eines Großbetriebes beschäftigter Arbeiter seinen Tod verschuldete. Trotz vorheriger Warnung ließ sich der seit mehreren Jahren hier arbeitende, mit der Giftgefahr vollkommen vertraute Mann nicht davon abhalten, ein mit Zyankali angesetztes galvanisches Bad zum Zwecke des Abhebens durch einen Schlauch mit dem Munde anzusaugen. Er wurde sofort unwohl und verstarb nach wenigen Minuten."

„Klagen der Arbeiterinnen in Zaponierräumen über Kopfschmerzen und Appetitlosigkeit gaben Anlaß zur Verbesserung der Entlüftung." (RB. Potsdam.)

„In einer neu errichteten Wäscheimprägnieranstalt, in der Herrenwäsche durch Eintauchen in eine Flüssigkeit länger tragfähig gemacht wird, klagten die mit dem Tränken der Wäsche beschäftigten Arbeiterinnen anfangs über Kopfschmerz, Benommenheit usw. Wie die Feststellungen ergaben, enthielt die Flüssigkeit u. a. Zaponlack. Für ausreichende Lüftung des Arbeitsraumes wurde Sorge getragen. Nach kurzer Zeit hatten die Arbeiterinnen sich an die Ausdünstungen des Imprägniermittels gewöhnt, ohne Schädigungen davonzutragen.

Die Ersatzstoffe, zu deren Verwendung die Gewerbetreibenden unter dem Einfluß des Krieges auch im Berichtsjahre noch gezwungen waren, haben verschiedentlich Anlaß zu Belästigungen der Arbeiter gegeben. In einer Möbelfabrik stellten sich beim Gebrauch eines Spiritusersatzmittels zum Polieren der Möbel bei den damit beschäftigten Arbeitern Kopfschmerz und Hustenreiz ein. Nach den angestellten Ermittlungen enthielt die Flüssigkeit im wesentlichen Propyl- und Amylalkohol und Amylazetat. Die Belästigungen der Arbeiter waren wegen der großen Verdunstungsflächen nicht unbeträchtlich. Da eine Beseitigung der Dünste durch Absaugen nicht durchführbar war, das Mittel sich für Polierzwecke auch nur wenig eignete, wurde der Firma nahegelegt, von einer weiteren Verwendung abzusehen. Gesundheitsschädigungen der Arbeiter sind nicht zurückgeblieben." (RB. Stettin.)

„Bei einem Todesfalle, der nach der Unfallanzeige zunächst auf eine Kohlenoxydgasvergiftung zurückgeführt wurde, konnte die Ursache nicht ermittelt werden. Der Verstorbene, ein Hilfsarbeiter in der Verzinkerei einer Werft, klagte nachmittags über Beschwerden, die er auf den Genuß von Wasser schob, und wurde am andern Morgen in seinem Bette tot aufgefunden. Die Verzinkerei ist hoch und hell, wird durch Fenster, Türen und einen weiten Lüftungsschacht gut entlüftet. Offene Koksfeuer gibt es in dem Raume nicht, so daß eine Kohlenoxydgasvergiftung nicht anzunehmen ist.

Eine Zündholzfabrik wurde zur Anlage einer mechanischen Absaugung der Dämpfe in dem Aufstellungsraume einer Komplett-Fabrikationsmaschine veranlaßt." (RB. Stade.)

„Durch Einatmung giftiger Gase kam ein Arbeiter im Sammelbecken der Pumpstation der städtischen Kanalisation ums Leben, nachdem er noch etwa eine Viertelstunde vorher mit einem anderen Arbeiter, der im Nebenbecken beschäftigt war, gesprochen hatte. Bei Kanalarbeiten müssen stets 2 Leute gemeinsam und mit Gasmasken ausgerüstet arbeiten, auch sollte an der Betriebsstelle immer ein Sauerstoffapparat zur Wiederbelebung bereitgehalten werden." (LPB. Berlin.)

Bayern.

„Die leichten Vergiftungen waren zurückzuführen in einem Fall auf Pulvergase, in dem zweiten auf Ersatzlacke und in einem dritten auf Antimondämpfe in einer Schmelzerei." (Nürnberg-Fürth.)

Sachsen.

„In der Zigarettenindustrie sind Erhebungen vorgenommen worden, inwieweit der Tabakstaub auf den Organismus der beschäftigten Arbeiterschaft in gesundheitsschädlicher Weise einwirkt. Der Tabakstaub erzeugt zunächst rein mechanische Reizwirkungen, die durch die feine, allerdings nur mikroskopisch wahrnehmbare Behaarung des Tabakblattes erhöht werden. Überdies entstehen Gesundheitsschädigungen durch das im Tabakstaube enthaltene Nikotin. Die zuerst genannten Wirkungen sind fast an allen Arbeitern und Arbeiterinnen beobachtet und namentlich im Anfange ihrer Beschäftigung in der Zigarettenindustrie stark empfunden worden. Die Beschwerden äußern sich in Hustenreiz und Durstgefühl. Durch gut wirkende Entstaubungsanlagen in modern eingerichteten Betrieben können sie wesentlich vermindert werden. Die Gewöhnung spielt hierbei eine große Rolle. Einzelne Arbeiter und Arbeiterinnen, die schon lange Zeit in der Zigarettenindustrie tätig sind, klagen über keinerlei Beschwerden mehr, obwohl sie diese anfangs mehr oder weniger empfunden haben. In einer Fabrik führte die Verarbeitung von Hopfen, der als Streckungsmittel verwendet wurde, bei dem Sortieren zu Rauschzuständen, die wohl auf die Einatmung des Staubes zurückzuführen sein dürften. Überhaupt ist das Auftreten von Übelkeit, Ohnmachtsanfällen in staubreichen Betriebsteilen bei Anfängern nichts Seltenes, so daß besonders empfindliche Personen die Beschäftigung in derartigen Abteilungen wieder aufgeben müssen. In der Regel dürfte jedoch die Wirkung des Tabakstaubes geringfügiger Natur sein, da die meisten Tabakarbeiter durch starkes Rauchen anscheinend gegen das Nikotin unempfindlich geworden sind." (Dresden.)

Baden.

„Ungenügende Einrichtungen in einer Fabrik für zahnärztliche Bedarfsartikel, woselbst mit Säure und Quecksilber gearbeitet wird, und ein Chemiker zu Schaden kam, gaben Veranlassung, die Betriebsverlegung in geeignetere Räume zu verlangen."

„Den von der Militärbehörde vorgenommen Durchgasungen von Gebäuden mittels Blausäure wandten wir unsere Aufmerksamkeit zu. Das Verfahren ist Eigentum der Gold- und Silberscheideanstalt vorm. Rößler & Co. in Frankfurt a. M. Es dient zur Abtötung von Ungeziefer und Pflanzenschädlingen, nicht aber zur Vernichtung von Bakterien. Die Blausäure wird durch Einbringen von Zyannatrium in Schwefelsäure erzeugt. Die Nachbarschaft der durchgasten Häuser wird durch die Polizei verständigt, die Straßen werden abgesperrt. Die Arbeiter tragen beim Bereiten der Lösung und beim Betreten der gasgefüllten Räume die Armee-Gasschutzmasken, System Dräger. Brillen stehen zur Verfügung, werden aber nicht gerne getragen, da sie sich zu leicht beschlagen. Das Zyangas reizt die Bindehaut leicht. Die Reizung verschwindet jedoch rasch in frischer Luft. Sauerstoff-Atmungsapparate zur Wiederbelebung werden bei jeder Durchgasung bereit gehalten. Es ward angeordnet, daß den Arbeitern zum Abfüllen der Säure sowie zum Einschlagen des Zyannatriums in Papier Schwammrespiratoren zur Verfügung gestellt werden. Unfälle kamen nicht vor."

„Schädlich für die Gesundheit sind die Ersatzstoffe, die für Lacke in den Möbelfabriken gebraucht wurden. In den Malereien solcher Fabriken herrscht ein geradezu abstoßender Geruch. Die Arbeiter beklagten sich vielfach über die Einwirkungen der Dünste auf die

Lungen und die Augen und klagten über Kopfschmerzen, Schwindel-
gefühle und Appetitlosigkeit. Im Laufe des Jahres haben sich die
Verhältnisse aber bereits günstiger gestaltet, da bessere, wenn auch
erheblich teurere Materialien mehr und mehr Eingang fanden." (Kein
Versuch, zu erheben, was für Stoffe schädlich waren. — Ref.)

Kleinere Staaten.

„Durch Ausströmen giftiger Gase oder Flüssigkeiten ereigneten sich
38 Unfälle." (Höchst unvollständige Berichterstattung über eine so
wichtige Angelegenheit! — Ref.)

„Über den allgemeinen Gesundheitszustand der Arbeiterschaft be-
richteten die Herren Bezirksärzte günstig und vertraten die Ansicht,
daß sich der Gesundheitszustand gegen das Vorjahr wesentlich gebessert
habe." (Sachsen-Altenburg.)

Milzbrand.
Deutsches Reich.
Preußen.

„Bemerkenswert ist der Rückgang der Milzbranderkrankungen in
den Kirchhainer Gerbereien, der darauf zurückzuführen ist, daß nach
Aufhören der Kriegslieferungen keine österreichisch-ungarischen Schaf-
felle mehr verarbeitet worden sind. 11 Erkrankungen im Jahre 1918
steht nur eine im Berichtsjahr gegenüber." (R.B. Frankfurt a. O.)

„Gegenüber den in den früheren Friedensjahren in den hiesigen
Gerbereien oft auftretenden Milzbranderkrankungen verdient hervorgehoben zu werden, daß im letzten Jahre keine Anzeigen über solche
Erkrankungen eingegangen sind. Dieses günstige Ergebnis ist jedoch
lediglich darauf zurückzuführen, daß ausländische Häute und Felle
wegen der Blockade bis jetzt fast gar nicht wieder verarbeitet wurden."
(R.B. Schleswig.)

„In einer Wollkämmerei bekam ein Sortierer eine Geschwulst am
Halse und fand auf Veranlassung des Arztes sofort Aufnahme im
Krankenhaus, wo er bereits nach 2 Stunden verstarb. Die Leichenöffnung ergab keinen Anhaltspunkt für eine Milzbrandinfektion, ebenso
fand das Bakteriologisch-hygienische Institut in Bremen Blut und
Urin frei von Milzbrandbazillen. Nach dem Gutachten des Kreis-
arztes sei diese Untersuchung als maßgebend zu erachten, doch sei
der Fall durch den negativen Ausfall der bakteriologischen Untersuchung nicht nach der Seite hin aufgeklärt, daß es sich nicht um
Milzbrand gehandelt hätte. Die in früheren Jahresberichten erwähnten
Maßnahmen zur Verhütung von Milzbranderkrankungen waren im vor-
liegenden Falle im Betriebe durchgeführt." (R.B. Stade.)

Bayern.

„Unter den meldepflichtigen beruflichen Infektionen wurden 2 Milzbrandfälle bekannt; dieselben betrafen einen 64 Jahre alten Wasen-

meister und einen 32 Jahre alten Bürstenbinder. Ersterer starb an Milzbrandsepsis nach Infektion am Finger; die Infektionsgelegenheit blieb ungeklärt. Der Bürstenmacher zeigte eine Pustel am Augenlid, die zur Gangrän desselben führte; die Infektion ging in Heilung aus (Salvarsan-Einspritzungen!); verarbeitet wurden inländische Borsten; außerdem wurden von einem Wasenmeister 2 Roßschweife gekauft, die allerdings vor der Verarbeitung 2 Stunden gekocht worden waren. Die bakteriologische Untersuchung dieses Materials blieb erfolglos." (Dr. Koelsch.)

„Das von einer Krankenkasse zugeleitete Meldeblatt über Gewerbekrankheiten brachte einen Fall von Hautmilzbrand bei einem Metzger zur Kenntnis, der sich bei einer Notschlachtung geritzt hatte; über den Verlauf der Krankheit wurde nichts bekannt." (Niederbayern.)

Württemberg.

„Von Erkrankungen an Milzbrand wurde im Jahre 1919 nur 1 Fall gemeldet. Der Fall, der nicht tödlich verlief, ereignete sich in einer Gerberei, in welcher nur inländische Häute verarbeitet werden. Der Sitz des Milzbrandkarbunkels war die Unterlippe, an welcher der Erkrankte sich wenige Tage zuvor eine kleine Verletzung beim Rasieren zugezogen hatte."

Baden.

„Mit dem Ausbleiben der ausländischen Rohmaterialien ist auch der gewerbliche Milzbrand, der alljährlich in Roßhaarspinnereien, Bürstenfabriken und Gerbereien vorkam, nahezu vollständig verschwunden. Im Juni des Jahres kam in einer Gerberei Mittelbadens 1 Fall von Hautmilzbrand im Anschluß an einen Insektenstich vor. Die verarbeiteten Ziegenfelle stammten noch aus der Lederzwangsbewirtschaftung; ihr Ursprungsland ist unbekannt. Der Fall wurde mit Serum behandelt und heilte."

„Von Hautmilzbrand wurde ein Gerber tödlich betroffen, der Felle aus Brasilien und Paraguay eingeweicht hatte."

Schweiz.

„An Milzbrandinfektion starb ein Arbeiter einer Roßhaarspinnerei, die ihr ausländisches Rohmaterial regelmäßig im strömendem Dampf behandelt, und in einer Roßhaarspinnerei war wieder einmal ein Milzbrandfall zu konstatieren, was zu einer Verschärfung der ärztlichen Kontrolle Anlaß gegeben hat."

Niederlande.

„Es ereignete sich 1 Fall von Milzbrand bei einem Lehrling."

England.

Der Originalbericht enthält wie in den Vorjahren ein Verzeichnis (S. 63—65) der Milzbrandfälle im Berichtsjahre, in ähnlicher Weise wie seit 1900 ausgeführt. „Die Veröffentlichung kurzer Daten über den Krankheitsverlauf erschien zweckmäßig. Leider mußte für die Jahre 1915—18 infolge des Krieges eine Unterbrechung eintreten, trotzdem aber kann jeder, der sich für die Sache interessiert, Einzelheiten über alle gemeldeten Fälle für die Zeit von 1896—1917 im Berichte des Anthraxkomitees finden.

Die Tabelle des Originalberichtes enthält für jeden Fall: Ort des Auftretens, Geschlecht, Alter, Beschäftigung, Ausgang des Falles, Krankheitssymptome (Stelle des Auftretens der Pustel bei Hautmilzbrand), Behandlungsmethode, Herkunft des infektiösen Materials, Anmerkungen. Die Gesamtzahl der Fälle betrug darnach im Berichtsjahre 57, davon 10 Frauen, die Mehrzahl betraf Wollarbeiter (34), in der Roßhaarindustrie wurden 3, in der Industrie der Häute und Felle 16, sonst 4 Personen befallen. Der jüngste Erkrankte war 14, der älteste 71 Jahre alt. Viermal lag Lungenmilzbrand vor, sonst stets Hautmilzbrand. Außer den 4 Lungenmilzbrandfällen endeten nur 5 Fälle tödlich, bei 3 von diesen war der Nacken, bei einem das Augenlid der Sitz der Erkrankung, einmal die Backe. Die Behandlung der Hautmilzbrandfälle bestand in Seruminjektionen, Exzision der Pustel oder Kombination beider Methoden, in einzelnen Fällen trat Spontanheilung ein. Das infektiöse Material war stets ausländischer, meist asiatischer Herkunft. Die Arbeit, die zur Infektion führte, war die allerverschiedenste.

Das Anthraxdesinfektionskomitee erhielt im Jahre 1919 den Auftrag, 1. Angaben über Bau und Einrichtung einer Versuchsdesinfektionsanstalt zu machen, die schon im Berichte des Regierungs-Anthraxkomitees empfohlen worden war; 2. daselbst die Desinfektion solcher infizierter Materialien durchzuführen, die vom Ministerium des Inneren dahin dirigiert würden, und auf Grund der von diesem gegebenen Instruktionen die Tätigkeit der Anstalt zu kontrollieren; 3. Vorschläge hinsichtlich des Baues, der Einrichtung und des Betriebes von Anstalten zu erstatten, die zur restlosen Durchführung der Desinfektion infizierter Materialien nach dem Wunsche des Regierungskomitees errichtet werden sollen; 4. in anderen dasselbe Gebiet betreffenden Angelegenheiten, welche von Zeit zu Zeit besprochen werden sollen, Ratschläge zu geben. Mit der Bildung dieses Komitees hat sich die Anthraxerforschungsbehörde zu Bradford aufgelöst, da der Zweck, für den sie gegründet worden war, im ausgedehnten Maße erreicht schien.

Rückblickend auf das in 14 Jahren Geleistete konnte diese Behörde wohl das Gefühl der Befriedigung haben. Da ich mit ihr in steter Fühlung war, kann ich wohl sagen, welch nützliche Arbeit sie für das Industrieamt geleistet hat. Der Erfolg mag wohl z. T. darauf zurückzuführen sein, daß die Anregung zur Gründung dieser Stelle von innen und nicht auf äußeren Befehl kam. Jedenfalls ist es sehr bemerkenswert, daß ein Zweig einer großen Industrie ein Problem auf wissenschaftliche Weise im richtigen Sinne angegangen hat, dabei Berichte erstattete, wahre Muster von Exaktheit ohne jedes Vorurteil, und ohne die Hoffnung auf den endlichen Erfolg zu verlieren. Wie

die Schlußberichte sagen, waren die Aufgaben der Behörde folgende:
1. Untersuchungen über Milzbrand im allgemeinen; 2. genauere Bestimmung der Woll- und Haarsorten, die im besonderen Maße milzbrandgefährlich sind; 3. Auffindung von Methoden zur Verhütung. Die
Behörde findet, daß nach früheren medizinischen Erfahrungen der
tödliche Ausgang selten ist, wenn dem Falle die nötige ärztliche
Behandlung zuteil wird und die Diagnose rechtzeitig gestellt werden
kann. Dies mag zurückzuführen sein auf die Wirksamkeit der
Einspritzung von Milzbrandserum bei Ruhigstellung des befallenen
Körperteiles, die sicher festgestellt wurde, während hinsichtlich der
Zweckmäßigkeit der Exzision von Karbunkeln ernste Zweifel obwalten,
außer vielleicht im frühesten Anfangsstadium. Am königlichen Krankenhause zu Bradford, am allgemeinen Krankenhause und am Spital zu
Kidderminster wird die Exzisionsmethode nicht mehr gehandhabt.

Hinsichtlich der Aufstellung bestimmter Gefahrenklassen für die
Wahrscheinlichkeit der Milzbrandinfektion durch verschiedene Woll-
und Haarsorten auf Grund bakteriologischer Untersuchungen (ausgeführt durch Dr. F. W. Eurich, Bakteriologen der Behörde und beratenden Pathologen des königlichen Krankenhauses zu Bradford) hat
die Behörde viel geleistet. Als die Behörde ihre Tätigkeit begann,
waren folgende Klassen nach der Größe der Gefahr aufgestellt worden:
1. Mohair; 2. Persische Flocken; 3. Persische Wolle; 4. Türkisch Mohair;
5. Alpaca; 6. Kamelhaar. Wiewohl auch ostindische Wolle und Ziegenhaare durch Fälle, die sich bei ihrer Verarbeitung ereignet haben,
verdächtig waren, konnten in diesen Materialien keine Milzbrandsporen
gefunden werden. Nach den inzwischen angestellten Untersuchungen
wäre die Klassifizierung nunmehr folgende: Ostindisches Ziegenhaar —
Persische Wolle — Ostindische Wolle — Türkisch Mohair — Russisches
Kamelhaar — Kap. Mohair — Alpaca. Milzbrandsporen wurden allerdings auch in anderen Wollsorten gefunden, so in ägyptischer, syrischer,
russischer Wolle, ferner in gemischtem gereinigtem Material, in Vlies,
Strähnen, Vorgespinst, Garn, ja sogar in fertigen Geweben.

Im folgenden wird eine Übersicht der in den Jahren 1908 bis
1919 untersuchten Proben gegeben.

	Zahl der untersuchten Proben	Positive Befunde	% der positiven Fälle
Alpaca.	2122	49	2,3
Mohair	3616	329	9,1
Ägyptische Wolle	74	9	12,2
Ostindische . „	909	94	10,3
Persische „	3276	205	6,3
Ziegen- und Kamelhaar. . . .	452	62	13,7
Britische und Kolonialwolle . .	121	1	0,8
Verschiedene Sorten	258	6	2,3
Mischwolle	239	26	10,8
	11077	781	7,2

Endlich kam das Komitee zur Anschauung, daß der Versuch, die Desinfektion von Wolle und Haaren ohne Materialschädigung durchzuführen, nur zur Erkenntnis geführt habe, daß 1. die Desinfektion durch Dampf nicht anwendbar sei, 2. Formaldehyd das einzige bisher als wirksam erkannte Desinfektionsmittel sei und 3. die Hauptschwierigkeit für eine wirksame Desinfektion darin bestehe, die trockenen Blutklumpen zu zerkleinern und so die Sporen der Wirkung des Desinfizierens auszusetzen. Der ‚Duckering-Desinfektionsprozeß‘ jedoch, wie er im Berichte des Milzbrand-Desinfektions-Subkomitees beschrieben ist, hat dieses Problem gelöst.“

Verschiedene Infektionen.
Deutsches Reich.
Preußen.

„Unter der Arbeiterschaft einer im Bezirke betriebenen Hanfröstanstalt waren in den ersten 5 Monaten des Jahres 13 Typhusfälle vorgekommen. Die Erkrankungen waren in erster Linie auf Einschleppung aus einem benachbarten typhusverseuchten Orte zurückzuführen. Nach Vermehrung und besserer Ausstattung der Abortanlagen mit Spülvorrichtungen und Schaffung einer einwandfreien Trinkwasserversorgung sowie einer Desinfektions- und Entlausungsanstalt sind in der zweiten Hälfte des Jahres keine Typhusfälle mehr vorgekommen.“ (RB. Potsdam.)

„Etwa 50 Arbeiter der an der Grenze gelegenen Hüttenwerke erkrankten an Typhus, vermutlich durch Ansteckung an unsauberen Aborten. Im Benehmen mit dem Kreisarzt wurde angeregt, die Sitzbretter täglich mindestens einmal mit einer desinfizierenden Lösung zu scheuern. — In einem Dorfe mit starker Industriebevölkerung herrschte bösartige Ruhr, und es stand Verschleppung zu befürchten, so daß der Ausschluß dieser Dorfbewohner von der Beschäftigung an ihren Arbeitsstätten erwogen wurde. Eine gemeinschaftliche Besichtigung der Abortanlagen der hauptsächlich in Frage kommenden Betriebe mit dem Kreisarzt unter Hinzuziehung der Arbeiterausschüsse führte zur Abstandnahme von dieser einschneidenden Maßnahme. Es wurde jedoch ausbedungen, daß den Arbeitern der verseuchten Gegend besondere Aborte bereitgestellt und diese peinlich sauber gehalten werden. Ferner mußten sich die Arbeiter in aufgestellten Gefäßen mit Lysolwasser die Hände reinigen. Es gelang, eine weitere Ausbreitung der Seuche zu verhindern.“ (RB. Oppeln.)

„Auffallend ist die große Zahl der aus geringfügigen Verletzungen hervorgegangenen Blutvergiftungen. Vielleicht ist diese Erscheinung auf den Mangel an Seife und das verminderte Reinigungsbedürfnis, vielleicht auch auf mangelhafte Verbandstoffe und die verminderte körperliche Widerstandsfähigkeit der Arbeiter zurückzuführen.“ (RB. Merseburg.)

Bayern.

„Eine leichte Verletzung an einer Bandsäge hatte nach hinzugetretenem Wundstarrkrampf den Tod eines Arbeiters zur Folge." (Mittelfranken-Land.)

Sachsen.

„Ein Fleischerlehrling zog sich bei der Notschlachtung eines an Rotlauf erkrankten Schweines eine Rotlaufansteckung zu." (Leipzig.)

Württemberg.

Es sind „eine Anzahl Todesfälle zu erwähnen, bei denen an sich ungefährliche Wunden zu Sepsis geführt haben".

Kleinere Staaten.

„Es waren 26 Blutvergiftungen festzustellen.

Die zahlreichen Fälle von Blutvergiftungen veranlaßten wieder, besonders in entlegenen Betrieben, dem Vorhandensein genügenden Verbandmaterials erhöhte Aufmerksamkeit zu schenken." (Mecklenburg-Schwerin.)

„In einer Maschinenfabrik zog sich ein Arbeiter durch einen Eisensplitter eine Blutvergiftung zu, die nach 8 Wochen zum Tode führte."

„In einem Betriebe der Lederindustrie starb ein Arbeiter an Blutvergiftung, weil Schmutz in eine offene Wunde getreten war."

„Eine eigenartige Beobachtung machte die Betriebsleitung eines Werkes der Lebensmittelverarbeitung. Bei der Bedienung von offenen Kochgefäßen, die mit Salzsäure leicht angesäuerte Wasserdämpfe entwickelten, haben Arbeiter, die an Lungenerkrankungen litten, eine günstige Beeinflussung ihres Leidens durch das Einatmen dieser Dämpfe verspürt, insbesondere eine Lösung des Schleimes sowie später den Fortfall des Auswurfes festgestellt. Sie haben deshalb mehrfach die Betriebsleitung gebeten, an diesen Arbeitsplätzen verbleiben zu dürfen wegen dieser vorteilhaften Wirkung auf ihren Gesundheitszustand. Ob die genannte Wirkung allein, wie die Betriebsleitung annimmt, der leichten Ansäuerung der Wasserdämpfe zugeschrieben werden muß und nicht auch schon bei reinen Wasserdämpfen eingetreten wäre, kann nicht beurteilt werden. Der Aufsichtsbeamte hatte auf Herstellung von Einrichtungen zur unschädlichen Abführung der Schwaden und Dämpfe aus diesem Arbeitsraume gedrungen. Sie konnten nicht mehr zur Anwendung kommen, da der Betrieb wegen Rohmaterialmangel eingestellt werden mußte und nunmehr gänzlich eingeht." (Bremen.)

Österreich.

„Anläßlich der Inspektion einer Reparaturwerkstätte für Gummiartikel wurde beobachtet, wie 2 Arbeiterinnen die chirurgischen Apparate (Eisbeutel, Wärmeflaschen, Sitzpolster, Urinflaschen usw.) mit dem Munde aufbliesen, um die schadhaften Stellen ausfindig zu machen. In Berücksichtigung der damit verbundenen Ansteckungsgefahr wurde das Aufblasen mit den Lippen als gänzlich unstatthaft bezeichnet und die Beistellung einer Luftpumpe verlangt. Im gleichen Betriebe wurde in Erfahrung gebracht, daß die erwähnten Apparate wiederholt in ungereinigtem Zustande zur Reparatur übergeben werden, weshalb eine gründliche Reinigung und Desinfektion dieser Gegenstände vor Inangriffnahme der Reparaturarbeit gefordert wurde." (Wien IV.)

Staub.
Deutsches Reich.
Preußen.

„Weit häufiger als früher mußten die mechanisch betriebenen Entlüftungs- und Staubabsaugungsanlagen beanstandet, verbessert und wieder instand gesetzt werden, da sie während der Kriegszeit zum Teil nicht gebraucht oder vernachlässigt worden waren. Es gab auch Fälle, wo die Antriebsriemen fehlten, weil man sie für andere Zwecke dringlichst gebrauchte. Immerhin konnte trotz aller Schwierigkeiten eine Reihe von Einrichtungen zur Luftverbesserung der Werkstätten, insbesondere auch neue Staubabsaugungsanlagen, eingerichtet werden (z. B. in einer Akkumulatorenfabrik, in Holzbearbeitungswerkstätten und Putzereien). Besondere Fortschritte waren bei der mechanischen Entlüftung der Metallhüttenwerke zu verzeichnen. Während die Hüttenwerke zum Betriebe der Wiedergewinnungsanlagen von Metallstaub aus wirtschaftlichen Gründen besondere Mengen elektrischen Stromes zugeteilt erhalten, scheint das bei den Entstaubungsanlagen, die lediglich dem Gesundheitsschutz der Arbeiter dienen, nicht immer der Fall zu sein, so daß sie aus diesem Grunde zuweilen unbenutzt bleiben mußten oder ihr Betrieb eingeschränkt werden mußte. Wie einträglich sich übrigens die aus Gründen des Anwohnerschutzes geforderten Wiedergewinnungsanlagen für Metallstaub erweisen, geht z. B. daraus hervor, daß in einem Hüttenwerk, in dem blei-, zink- und zinnhaltige Rückstände in Flamm- und Schaftöfen verschmolzen werden, die Wiedergewinnung allein der Zinnasche aus Abgasen dieser Öfen die Unkosten deckt. Die Kosten für die benötigte Beth-Anlage bezifferten sich einschließlich der zur Verhinderung der Selbstentzündung des Metallstaubes getroffenen Einrichtungen (vgl. Jahresberichte 1914/18 S. 155) auf rund 400 000 M. — Der Kohlenmangel hat ferner in den Hüttenbetrieben zu einer Abkehr von zahlreichen Kohlenfeuern zum Heizen von Metallschmelzöfen, Glühöfen und anderen Öfen geführt. Unter dem Drucke der Kohlenwirtschaftsstelle sind große, wirtschaftlich arbeitende Generatoranlagen zur Heizung der Öfen erbaut worden, die nicht nur eine wesentliche Brennstoffersparnis verbürgen, sondern auch zweifellos einen hygienischen Fortschritt insofern bedeuten, als damit besonders einer Verqualmung und Verstaubung der Hüttenräume am besten vorgebeugt wird. Auch fällt damit die anstrengende Bedienung zahlreicher Feuerstellen fort."

„Bei der Herstellung von Joppenstoffen findet als Ersatz für Wolle und Baumwolle Torf Verwendung. Bei Zusätzen bis 50% war die Staubbelästigung durch den Betrieb der Krempel derartig, daß eingeschritten werden mußte. Die Fabrik ist bei gleichzeitigem Zumischen von etwas Öl auf 20% Torfzusatz zurückgegangen, wodurch ein nennenswertes Mehr an Staub beim Betriebe der Krempel gegen früher nicht zu beobachten ist." (RB. Potsdam.)

„Der Mangel an kleinen Elektroventilatoren verzögert den Fortschritt in der Beseitigung des so schädlichen Glasstaubes beim sogenannten Abkröseln der Glasstücke vor dem Schleifen. Dieses selbst wird nur noch feucht vorgenommen, aber eine vorangehende rohere Formgebung wird durch Abzwicken und Raspeln mit Feilen in trockenem Zustande bewirkt." (RB. Liegnitz.)

„Zum Schutze der Gesundheit der Arbeiter in der Sandstrahlputzerei einer größeren Stahlgießerei Magdeburgs wurden nach einer gemeinsamen Besichtigung mit dem Kreisarzt folgende Forderungen gestellt.

1. Zur Arbeit in den Putzhäusern dürfen nur erwachsene männliche Arbeiter über 21 Jahre herangezogen werden, denen ärztlich bescheinigt worden ist, daß sie von Krankheiten der Atmungsorgane frei und nach ihrer Körperbeschaffenheit für die betreffende Arbeit geeignet sind. Die Bescheinigungen sind aufzubewahren.

2. Diese Arbeiter dürfen sich in den Putzhäusern während des Betriebes nur aufhalten, wenn sie dicht anschließende Respiratoren tragen, die ihnen von der Firma unentgeltlich zur Verfügung zu stellen sind. Zu empfehlen sind hierfür die im Kriege verwendeten, mit geeigneten Filtereinsätzen zu versehenen Gasschutzmasken (sog. Leichtatmer). Der ununterbrochene Aufenthalt im Putzhause darf drei Stunden nicht überschreiten. Spätestens nach dieser Zeit ist den Arbeitern eine Pause von mindestens einer halben Stunde an einem möglichst staubfreien Orte zu gewähren. Ferner ist ihnen Gelegenheit zu geben, nach der Arbeit ein Brausebad zu nehmen.

3. Die Überwachung des Gesundheitszustandes der in den Putzhäusern beschäftigten Arbeiter ist einem approbierten Arzte zu übertragen, der die Arbeiter mindestens alle zwei Monate einmal im Betriebe aufzusuchen und festzustellen hat, ob bei ihnen Anzeichen beginnender Erkrankungen der Atmungsorgane vorhanden sind. Zutreffenden Falles dürfen sie zur Beschäftigung nicht früher wieder zugelassen werden, als bis es der Arzt aufs neue gestattet. Die ärztlichen Bescheinigungen sind in ein Kontrollbuch einzutragen, das dem Gewerbeaufsichtsbeamten auf Verlangen vorzulegen ist." (RB. Magdeburg.)

„Die einer Thomasschlackenmühle während des Krieges erteilte Ausnahmebewilligung zur Beschäftigung von Arbeiterinnen, über die im Jahresbericht 1914/18 auf den Seiten 663 und 669 Ausführungen gemacht sind, hat ihre Erledigung gefunden, da Arbeiterinnen in der Anlage nicht mehr beschäftigt werden. Die a. a. O. erwähnten Verbesserungen und Erweiterungen der Entstaubungseinrichtungen dieses

Betriebes sind inzwischen zur Ausführung gebracht worden und bewähren sich gut. Nach § 15 der Bekanntmachung, betreffend die Einrichtung und den Betrieb gewerblicher Anlagen, in denen Thomasschlacke gemahlen oder Thomasschlackenmehl gelagert wird, vom

$$\frac{\text{3. Juli 1909 (RGBl. S. 543)}}{\text{23. Dezember 1911 (RGBl. S. 1153)}}$$ wird verlangt, daß bei einer länger

als sieben Stunden dauernden Arbeitszeit mindestens zwei Stunden Pause innegehalten werden. In der Anlage des Bezirks werden jetzt zwei bezahlte Pausen von je einer halben Stunde in jeder achtstündigen Schicht gewährt. Nach Mitteilung der Betriebsleitung soll in gleichen Anlagen anderer Bezirke nur eine halbstündige Pause eingeführt sein. Eine grundsätzliche Regelung dieser Fragen erscheint angezeigt. Erkrankungen von in Thomasschlackenmühlen beschäftigten Arbeitern sind nicht bekannt geworden." (RB. Hildesheim.)

„Zur Vermeidung des Auftretens von Staub in dem Atembereich der Arbeiter hat eine Thomasschlackenmühle in zwei neuen Absackereien, die jetzt mit sechs selbsttätigen Sackfüllapparaten arbeiten, die Einrichtung getroffen, daß durch neuartige Führung des Luftstroms das Innere der Säcke während des Füllens unter Unterdruck gehalten wird, so daß wohl reine Luft in die Abfüllanlage und Papiersäcke hineinkommt, staubige Luft dagegen nicht aus den Apparaten und Säcken herausdringen kann. Ferner wird in den Absackereien der Fußboden durch einen Staubabsaugeapparat täglich mehrere Male vom Staube gereinigt. Endlich braucht die im Freien liegende und vorgebrochene Thomasschlacke nicht mehr in dem Umfange wie früher durch Arbeiter in die Fördergefäße verladen zu werden; dies geschieht vielmehr zum großen Teil durch eine besondere Greiferanlage, die sich sehr gut bewährt hat. — Die guten Erfahrungen, die mit einer bereits im vorigen Jahresbericht (S. 855) erwähnten unterirdischen Absaugung der Dämpfe in einer Verzinkerei gemacht wurden, gaben Anlaß, auch für andere Betriebe diese die Licht- und Luftverhältnisse günstig beeinflussende und Staubentwicklung vermindernde Anordnung in Anregung zu bringen." (RB. Arnsberg.)

Die Zusammenstellung der Erkrankungen in den vier Thomasschlackenmühlen des Bezirks (danach betrug in den Jahren 1913, 18, 19 die Zahl der Arbeiter daselbst 2431, 1589, 1522, die der Erkrankungen der Atmungsorgane 147, 145, 65, der bezüglichen Krankheitstage 1853, 3138, 1316, und der Todesfälle an Lungenentzündung 11, 23, 9) sowie die beiden Übersichten des Originalberichtes „über die Krankheitstage in zwei gemischten Betrieben und über die Bewegungen im Mitglieder- und Krankenbestande der Betriebskrankenkasse eines dritten gemischten Werkes der Großeisenindustrie scheinen dem oben Gesagten allerdings zu widersprechen. Denn die Nachweisungen zeigen sämtlich rein zahlenmäßig eine ganz erhebliche Besserung des Gesundheitszustandes (stimmt nicht für die Thomasschlackenmühlen — s. o. — Ref.), der bei den Arbeiterinnen besonders auffällt. So hat sich bei dem Hüttenwerke A bei etwa gleichem Bestande der Gesamtarbeiterschaft die Zahl der Krankheitstage in der Zeit vom Januar bis Dezember 1919, auf die Gesamtarbeiterschaft bezogen, auf weniger als ein Fünftel, auf die männlichen Arbeiter bezogen, auf etwa ein Viertel, und auf die Arbeiterinnen bezogen, sogar auf etwa ein Zehntel verringert. Es darf aber bei der Auswertung dieser Zahlen für den Allgemeinzustand nicht außer acht gelassen werden, daß es sich hier um Betriebe handelt, die in der Gesamtheit der gewerblichen Betriebe eine Sonderstellung einnehmen, insofern, als die für eine Hebung des Gesundheitszustandes sprechenden Umstände in ihnen ganz besonders stark zur Auswirkung kommen. In diesen Betrieben, in denen die Arbeitsbedingungen infolge der Schwere der Arbeit oder mancherlei gesundheitsschädlicher Einflüsse für kränkliche oder schwache Personen, wie sie die Kriegsverhältnisse den Betrieben zugeführt hatten, höchst ungünstig gewesen waren, machte die Ablösung dieser ungeeigneten Ersatzkräfte durch die alte bewährte und widerstandsfähigere Stammmannschaft sich naturgemäß besonders geltend. Das findet seine Bestätigung in den Zahlen des dritten Hüttenwerks, in dem das Verhältnis des Krankenbestandes zur Gesamtmitgliederzahl in der zweiten Hälfte des Jahres 1919 schließlich etwa wieder das gleiche ist wie im Jahre 1914. Daneben muß aber auch, und das gilt für alle Betriebe mehr oder weniger, bei der Bewertung der Krankenziffern berücksichtigt werden, daß in Hinblick auf die erhebliche Spannung, die zwischen dem Arbeitsverdienst und dem Krankengeld im Berichtsjahre entstanden ist, das sogenannte Krankfeiern eine nicht unwesentliche Einschränkung erfahren hat. Daraus ergibt sich ohne weiteres ein entsprechender Rückgang in der Zahl der Krankheitsfälle und Krankheitstage, ohne daß sich an dem Gesundheitszustande tatsächlich irgend etwas geändert zu haben braucht." (RB. Düsseldorf.)

„In einer Metallschleiferei erkrankten die mit dem Abschleifen von Messinghähnen an Schmirgelscheiben beschäftigten Arbeiter in größerer Zahl an ekzemartigen Hautausschlägen der unteren Körperpartien. Ursache war der feine Metallstaub, der durch nachlässig geschlossene Hosen, Westen und Hemden auf den Körper gelangte und augenscheinlich unter der Einwirkung der Schweißabsonderung die Entzündung hervorrief. Die Erkrankungen hörten auf, nachdem für bessere Absaugung und zweckmäßige Kleidung gesorgt war. Den Arbeitern werden jetzt Schürzen aus Sackleinwand zur Verfügung gestellt. — In zwei Anlagen zur Herstellung von Metallputzpulver entstand beim Mischen der Rohstoffe und beim Einfüllen des fertigen Pulvers in die Versandkartons erheblicher Staub. Beide Arten von Arbeiten wurden von Haus aus durch Arbeiter oder Arbeiterinnen verrichtet. Es wurde angeordnet, daß das Mischen in besonderen Mischmaschinen und das Abfüllen unter Benutzung von Abfüllmaschinen erfolgt. In einer Anlage, in der ausschließlich jugendliche Arbeiterinnen mit dem Füllen der Kartons beauftragt waren, wurde die Weiterbeschäftigung der Jugendlichen untersagt." (RB. Köln.)

„In Gußputzereien und Betrieben, in denen mittels Sandstrahlgebläses

Glasscheiben verziert werden, machte sich das Fehlen der den Abschluß auf den Putztischen bewirkenden Gummituche oder ähnlicher haltbarer Stoffe dahin bemerkbar, daß Staubmengen in den Putzraum gelangten. Durch stärkere Absaugung wurde der Mangel, so gut es ging, behoben. Auch das Fehlen der früher zu Polierscheiben verwendeten festen Nesselstoffe bewirkte in einer größeren Poliererei trotz der gut wirkenden, früher vollkommen hinreichenden Absaugung eine lebhafte Staubentwicklung, die sich im Berichtsjahr aus Mangel an langfaserigen Ersatzstoffen nicht beheben ließ. — Erwähnt mag noch die Beobachtung werden, daß in einer großen Seifenpulverfabrik, wo der aus den Füllmaschinen austretende Staub einen sehr heftigen Reiz auf die Schleimhäute ausübt, die Arbeiterinnen, anscheinend ohne Schaden zu leiden, (? — Ref.) sich sehr bald an den Staub gewöhnen und häufig auf die Benutzung des Schwammes vor Mund und Nase verzichten."

Sachsen.

„In einer Bürstenhölzerfabrik waren innerhalb eines Zeitraumes von $1^1/_4$ Jahr bei einem Arbeiterbestande von durchschnittlich 120 Köpfen 43 Krankheitsfälle zu verzeichnen. Eine eingehende Besichtigung ließ die Verwendung jugendlicher Personen zum Bürstenhölzerbohren, das ein Anpressen der Brust gegen die Bohrmaschinen erfordert, sowie zum Schleifen der Hölzer als ungeeignet erscheinen. Hierüber ist zwecks weiterer Regelung vom Gewerbeaufsichtsbeamten an das Arbeitsministerium berichtet worden. Überdies war die schlecht gelüftete und stark mit Spiritusgeruch angefüllte Poliererei mit zuviel Personen belegt. Ein Zuschneiderraum im Kellergeschoß wurde wegen der Feuchtigkeit des Fußbodens und der Wände für gesundheitsschädlich erklärt. Die viel Staub erzeugenden Holzbearbeitungsmaschinen entbehrten der notwendigen Staubabsaugevorrichtung. Die ordnungsgemäße Instandsetzung und Instandhaltung der Anlage war der ungünstigen Verhältnisse und auch der hohen Kosten wegen unterblieben und konnte bis jetzt nicht restlos durchgeführt werden." (Chemnitz.)

Kleinere Bundesstaaten.

„Die anderwärts gemachte Beobachtung, daß die Porzellanarbeiter in stärkerem Maße als andere Arbeitergruppen derselben Gegend und Bevölkerungsschicht von Tuberkulose befallen seien, ließ sich für die Porzellanfabriken Sachsen-Weimars mit 1510 Arbeitern nicht bestätigen. Durch Verbesserung der hygienischen Einrichtungen, genügend große und luftige Arbeitsräume, häufigeres Kehren, Staubabsaugungsanlagen, im letzten Jahre Verkürzung der Arbeitszeit, ist der Tuberkulose vorgebeugt, und dadurch erklärt es sich, daß der Gesundheitszustand, der durch Unterernährung im allgemeinen unbefriedigend ist, bei den Porzellanarbeitern nicht besonders ungünstig hervortritt." (Sachsen-Weimar.)

„Trotz mehrfacher Ermahnungen waren die Arbeiterinnen an den Karden der Spinnereien nicht dazu zu bringen, dauernd während der Arbeit Respiratoren als Schutz gegen den Staub zu tragen; eingebaute

Ventilationseinrichtungen hier haben den Staub nie vollkommen beseitigen können." · (Reuß.)

„Besondere gesundheitliche Maßnahmen waren notwendig gelegentlich der Verlegung des schon vorstehend erwähnten, vom Demobilisierungsausschuß zur Unterbringung von Arbeitslosen ins Leben gerufenen Betriebes der Heideindustrie. Zur Verarbeitung der Heide mußten die Stengel von Blüten und Blättern gereinigt werden. Dies geschah durch einfaches Schlagen der Heide auf Holzroste unter entsprechender Staubentwicklung, da die abgefallenen Pflanzenreste stets von neuem mit aufgewirbelt wurden. Da eine mechanische Reinigung etwa in sich drehenden, geschlossenen Trommeln wegen der Starrheit und leichten Zerbrechlichkeit der langen Heidestengel nicht in Frage kam, wurde für die Neuanlage vorgeschrieben, daß zunächst besondere Tische mit eingelegten Rosten hergestellt wurden, durch die die verhältnismäßig schweren Pflanzenreste beim Schlagen sofort in ·darunter befindliche Behälter fielen. Die Versuche haben noch nicht begonnen. Die Forderung weiterer Verbesserungen dieses Arbeitsvorganges ist vorbehalten worden." (Bremen.)

„Eine Treibriemenfabrik ist aus Mangel an genügenden Rohstoffen zur Verwendung von Roß- und Menschenhaaren übergegangen. Die Entkeimung der Roßhaare wurde entsprechend der Bundesratsbekanntmachung, betreffend die Einrichtung und den Betrieb von Roßhaarspinnereien, Haar- und Borstenzurichtereien sowie der Bürsten- und Pinselmachereien, vom 22. Oktober 1902 (RGBl. S. 269), eingerichtet. Bei dem Bearbeiten der Menschenhaare klagten die Arbeiterinnen gelegentlich über Belästigung durch Staub und Ungeziefer. Die Beschwerde, die in Gemeinschaft mit dem Amtsarzt untersucht wurde, war sichtlich übertrieben; wirksame Gegenmaßnahmen können auch kaum getroffen werden." (Hamburg.)

Österreich.

„In einer Steinbaukastenfabrik wurde das Schütteln der Erdfarben in offenen Sieben vorgenommen. Da Gesicht, Haar und Kleidung der beiden bei diesen Arbeiten angetroffenen Hilfsarbeiterinnen über und über mit Staub bedeckt waren und eine Gesundheitsschädigung durch das beständige Einatmen der stauberfüllten Luft zu befürchten war, wurde die Vornahme des Siebens der Erdfarben in einer geschlossenen Sieb- und Schüttelvorrichtung verlangt."

„Anläßlich der Revision einer Schuhfabrik klagte eine an einer Bimsmaschine beschäftigte Arbeiterin über starke Atembeschwerden und eine mit ganz geschwärztem Gesicht angetroffene Poliererin über die konstante Bespritzung durch die rotierende Bürstenscheibe. Im ersteren Falle wurde die sofortige Instandsetzung der verstopften Absaugevorrichtung und im zweiten Falle eine entsprechende Aufmontierung der Bürstenscheibe auf der Welle — nämlich unmittelbar oberhalb der Abzugsöffnung der Absaugevorrichtung — verlangt.

In einer Kriegskaffeeerzeugung hatten zwei 15jährige Mädchen, welche Kriegskaffee in Kartons füllten, Mund und Nase mit einem Tuche verbunden, um sich vor der starken Staubentwicklung zu schützen. Die Verwendung dieser jugendlichen Hilfsarbeiterinnen zu anderen, ihre Gesundheit weniger schädigenden Arbeiten wurde verlangt." (Wien IV.)

„In einer Holzbearbeitungswerkstätte war eine Staubabsaugung an einer Kreissäge angebracht worden; dem revidierenden Organe fiel es auf, daß rings um den Standplatz des Arbeiters feiner Staub abgelagert war, und er fand die Ursache darin, daß die Winddruckleitung in eine verdeckte Bodenvertiefung ohne eine Vorrichtung für Luftaustritt eingeleitet war." (Linz.)

„Ein Sägenschleifer in einem großen Sägewerke erkrankte infolge Einatmens des beim Schleifen entstehenden Staubes an Fremdkörperbronchitis." (Leoben.)

Extreme Temperaturen, Überanstrengung, ungeeignete Körperhaltung usw.

Deutsches Reich.

Preußen.

„Der ständige Kohlenmangel brachte manche Schwierigkeiten in der Heizung der Arbeitsräume. Trockenes Holz war hierzu nicht immer vorhanden, ebenso fehlte es an gutem Torf, weil der Sommer zum Trocknen des Torfes zu naß war. So wurden vielfach Klagen über Rauchbelästigung durch die Werkstattöfen laut." (R.B. Gumbinnen.)

„Zwei Arbeiter eines Hüttenwerkes waren im Innern eines Flammofens mit dem Ausstemmen von blei- und kupferhaltiger Schlacke beschäftigt. Um den noch warmen Herd abzukühlen, hatten sie Wasser darauf gegossen. Noch während der Arbeit stellten sich bei ihnen Brechanfälle, Kreuzschmerzen und Kälteerscheinungen ein, die zum Tode führten. Die Leichenöffnung gab keinen Anhalt für eine Vergiftung. Wahrscheinlich sind sie infolge von Hitzschlag gestorben, eine Annahme, die noch dadurch gestützt wird, daß an dem Unfalltage eine drückende Schwüle herrschte."

„In einer Futtertrocknungsanstalt wurden von 100 Arbeitern im Januar 15 und im Februar 18 krank; vornehmlich handelte es sich um Erkältungskrankheiten von Arbeiterinnen. Es ist anzunehmen, daß die aus den Darren kommende trockene, staubhaltige und hustenreizende Luft gegenüber der kalten Winterluft bei den empfindlicheren weiblichen Personen besonders ungünstig gewirkt hat. Der Ersatz der weiblichen Arbeitskräfte durch männliche wurde angeregt, und Verbesserungen in der Entlüftung der Arbeitsräume wurden herbeigeführt. Daraufhin ging der Krankenbestand auf einen Kranken im folgenden Monat herunter."

„Die Wiederherstellung der Arbeitsräume in den Zustand, wie er vor dem Kriege gewesen war, machte bei den größeren Betrieben keine besonderen Schwierigkeiten. Sie waren während des Krieges sogar vielfach in der Lage gewesen, ihre hygienischen und Wohlfahrtseinrichtungen zu verbessern. Bei den neu errichteten Kriegsbetrieben waren die erforderlichen Einrichtungen zum Teil in großzügiger Weise durchgeführt worden. Erst gegen Ende des Krieges hatte ihre Fertigstellung sich infolge von Roh- und Baustoffmangel sowie des Fehlens geeigneter Handwerker verzögert. Den größeren Anlagen gelang es aber meist, durch behelfsmäßige Einrichtungen die erforderlichen Maßnahmen im Interesse des Gesundheitsschutzes durchzuführen. Weit schwieriger gestaltete sich die Instandsetzung der kleinen und handwerksmäßigen Betriebe. Hier mußte in der Regel Nachsicht walten, damit ihnen der Wiederaufbau ihrer teilweise zerstörten Daseinsbedingungen möglich gemacht wurde. Vielfach suchten sich die Betreffenden dadurch zu helfen, daß sie unerläßliche Maßnahmen, wie neue Anstriche von Decken und Wänden, selbst vornahmen. Eine der unangenehmsten Erscheinungen der Nachkriegszeit ist die üble Wirkung des Kohlenmangels auf die Heizung der Arbeits- und Aufenthaltsräume. Die geringe Erwärmung verringert nicht nur die Leistungen, sie fördert auch Krankheiten und macht den wohltätigen Einfluß der Aufenthaltsräume hinfällig. Auch das Badebedürfnis der Arbeiterschaft war wegen des Heizstoffmangels nicht mehr in dem Maße zu befriedigen, wie es in ihrem gesundheitlichen Interesse zu wünschen ist. Die Wohnungsnot zwang dazu, während des Krieges verfügbar gewordene Werkstätten zu Wohnzwecken herzurichten. Das hatte zur Folge, daß nunmehr verschiedentlich Werkstätten mangels geeigneter anderer Räumlichkeiten in Kellerräumen eingerichtet wurden. Ihre Entfernung daraus hält zur Zeit schwer. Aus diesem Grunde stößt auch die Beseitigung der Kellerbäckereien auf Schwierigkeiten. In Kellern gelegene Arbeitsräume mit nur künstlicher Belichtung und unzulänglicher Lüftungsmöglichkeit wurden stets beanstandet. Der Zustand der Fußböden, Wände und Decken der Arbeitsräume ließ vielfach zu wünschen übrig, da während der Kriegszeit nur die unerläßlichsten Ausbesserungen vorgenommen werden konnten. Die nunmehr notwendige Instandhaltung wird durch den Mangel an den dazu notwendigen Baustoffen weiterhin verzögert. Schon die Anbringung oder Vergrößerung von Fenstern hat zuweilen Monate gedauert, weil passende Fenster im Handel nicht mehr erhältlich waren, und ihre Anfertigung nach Bestellung stets sehr lange Zeit erforderte und dazu recht kostspielig wurde.“

„In einer Kabelfabrik entwickelten sich in den Räumen zur Herstellung von Emailledrähten große Hitze und starker Dunst. Die Bemängelung des Übelstandes führte zu Versuchen und schließlich zur Aufstellung eines neuen Ofens besonderer Bauart. Er braucht nur ein Drittel der Heizgasmenge des früheren, so daß die Bedienungsmannschaft nicht mehr so sehr der Hitze ausgesetzt ist; auch lassen sich die heißen Dünste vollkommener als bisher absaugen.“ (R.B. Potsdam.)

„Es mußten zwei Marmeladenfabriken für bessere Beseitigung der entstehenden Kochdämpfe Sorge tragen. — In einer Fabrik ist die Decke über den Obstkochern höher gelegt, in der anderen sind über ihnen weite bis über das Dach hinausgeführte Luftschläuche angebracht worden." (RB. Stade.)

„Durch Verbrühen verunglückte ein Arbeiter tödlich beim Ausblasen eines in einem unterirdischen Raum aufgestellten Sicherheitsventils der Abdampfleitung einer Walzwerkmaschine. Das ins Freie führende Ausblaserohr des Ventils war gelegentlich einer Ausbesserung entfernt worden, das Ausblasen erfolgte daher unmittelbar in den Raum. Dieser liegt so versteckt, daß er bei Betriebsbesichtigung nur durch Zufall entdeckt werden kann und dem Aufsichtsbeamten erst durch diesen Unfall bekannt wurde." (RB. Arnsberg.)

Österreich.

„Bei Besichtigung einer Marmeladefabrik beschwerten sich zwei Arbeiterinnen, daß sie den ganzen Tag über 80 kg schwere mit Apfelmark gefüllte Blecheimer aus dem Keller in den zu ebener Erde gelegenen Arbeitsraum schaffen mußten. Es wurde gefordert, in Hinkunft nur Männer zum Tragen schwerer Lasten zu verwenden.

Auch in einer Anlage für Pferdefuttermittel wurde eine Reihe von Frauen beim Tragen und Heben schwerer Lasten (bis zu 50 kg schwere Säcke) angetroffen." (Wien IV.)

England.

Zwisterkrankheit in der Baumwollindustrie, gewöhnlich bekannt unter dem Namen Zwisterkrampf, von J. C. Bridge, F. R. C. S., Ed., ärztlichem kgl. Gewerbeinspektor.

Untersuchungen über eine Berufskrankheit, wie sie durch Schreiben, Telegraphieren oder Zwisterei herbeigeführt ist, machen große Schwierigkeiten, insbesondere im letzteren Falle, wo es sich um eine ganz eigenartige Tätigkeit handelt.

Ich wurde angewiesen, diese die Zwister befallende Krankheit zu studieren, und es wurde mir durch die Untersuchungen klar, was die Zwirner im allgemeinen schon selbst erkannt haben, daß bei einem kleinen Teil von ihnen durch das Zwirnen ein derartiger Zustand der Hand herbeigeführt wird, daß sie entweder gezwungen sind, ihren Beruf ganz aufzugeben und eine andere Beschäftigung zu suchen, oder als Kranke unter Umständen zu arbeiten, die es ihnen unmöglich machen, Löhne zu erzielen, die den früheren gleichkommen.

Beim Ausfragen von Spinnern mit mehrjähriger Erfahrung war die gewöhnliche Antwort, daß er mehrere Arbeiter gekannt hatte, die den Beruf aufgeben mußten, weil sie nicht „zwirnen" konnten. Bei den älteren unter den Freunden der Befragten, die an diesem Leiden krankten, hieß es, sie seien tot, es machte daher den Eindruck, daß das Leiden seit vielen Jahren bekannt sei.

Von Anfang an hatte ich die Vermutung, daß eine nennenswerte Zahl von Zwirnern genötigt sei, ihren Beruf gleich anfangs aufzugeben und mit Rücksicht auf die mangelnde Eignung hierzu sich um eine andere Arbeit umzusehen. Meine Untersuchungen führten zur Bestätigung dieser Ansicht; ich habe Belege dafür, welche zeigen, daß die Zwirner beim Beginn ihrer Beschäftigung in einem gewissen Maße an Schmerzen und Empfindlichkeit der bei der Arbeit hauptsächlich gebrauchten Muskeln leiden. Gleichzeitig treten Krampfzustände auf, die ganz denen gleichen, die sich bei Überanstrengung einzelner Muskelgruppen einstellen und die bei allen Handarbeitern und Athleten beobachtet sind (bei letzteren hauptsächlich) und die dadurch zustande kommen, daß eine bestimmte Muskelgruppe in Tätigkeit gesetzt wird, die gewöhnlich nur bis zu einem gewissen Grade in Anspruch genommen wird. Dies ist der Fall bei den Zwirnern, die, wenn sie mit der Arbeit beginnen, Muskeln gebrauchen, welche im gewöhnlichen Leben nur wenig geübt werden. Dieser Zustand ist aber vorübergehend und so allgemein, daß er keinen Fingerzeig hinsichtlich der Eignung zum Zwirnerberufe gibt. Ein kalter Arbeitsraum erzeugt gleichfalls Steifigkeit, die sich einem Krampfzustande nähert, bei geübteren Leuten.

Die Erkrankung, die einen Zwirner nach Jahren dauernd an der Ausübung seines Berufes hindert, ist ganz anderer Natur. Entweder liegt ausgesprochene Unfähigkeit zur Ausführung der Arbeit vor, oder seine Arbeitsfähigkeit ist so vermindert, daß auch sein Arbeitslohn ein recht geringer ist. Dieser Zustand ist ein dauernder, und die Behandlung mildert ihn wohl, vermag aber nicht dauernde Erfolge zu erzielen, d. i. den Befallenen voll erwerbsfähig zu machen.

Im folgenden habe ich versucht, die Zwirnerarbeit zu definieren und in die einzelnen Muskelaktionen zu zerlegen, aus denen sie besteht.

Definition der Zwirnerei.

»Twisting, looming or twisting in« sind Ausdrücke, die für die Arbeit des Verbindens des Endes des Kettenfadens eines gewobenen Stückes mit einem neuen Stück gebraucht werden.

Um die Kreuzung mit dem Einschlag herbeizuführen, wie sie beim Weben nötig ist, müssen die Fäden der Kette gehoben oder gesenkt werden. Jede Lizze besteht aus einem Schaft mit zentraler Bohrung, und durch letztere muß jeder einzelne Kettenfaden durchgezogen werden. Die Zahl der Fäden für ein Stück wechselt zwischen 2000 und 2500. Diese müssen alle durch die „Augen" der Schäfte durchgefädelt werden. Wenn das Stück gewebt ist, so können die losen Enden der Kettenfäden entweder aus den Löchern herausgezogen und die Enden für ein neues Stück durchgezogen werden, oder die Enden der Kette des alten Stückes werden mit denen des neuen durch »twisting« verbunden, so daß die Fäden des neuen Stücks durch die Löcher durchgezogen werden; auf diese Weise wird das Wiedereinfädeln erspart.

Der Prozeß des Zwistens.

Diese Arbeit wird in der Regel in einem eigenen Raum unterhalb der Weberei ausgeführt, nur für bestimmte Stoffe muß sie im Websaal am Webstuhl erfolgen. Zunächst werden die Kettenfäden vom fertiggewebten Stück abgeschnitten.

Der Arbeiter sitzt in einem Stuhl mit den Enden des alten Webstücks auf einer, denen des neuen auf der anderen Seite. Eine Anzahl Fäden beider Stücke wird genommen und in einen Ring eingefügt, der an einem um den Leib des Arbeiters gehenden Gürtel hängt. Die Stellung des Arbeiters und seiner Hände ist nicht unähnlich der eines Gitarre- oder Banjospielers. Die knüpfende Hand entspricht der spielenden, während die rechte, welche die einzelnen Fäden heranzieht, der anderen entspricht. Die linke Hand wird allgemein zum Knüpfen gebraucht, die zum Zusammenknüpfen bestimmten Fäden werden vom Daumen der linken und Zeigefinger der rechten Hand ausgesondert. Die Linke wird, indem sie den Faden auf dem Daumenballen trägt, in die Mittellinie des Körpers gebracht, der Zeigefinger dieser Hand legt den korrespondierenden Faden von der rechten Hand darauf. Daumen und Zeigefinger werden einander genähert und die beiden Faden vom zentralen Ring losgelöst.

Durch eine rollende Bewegung des Daumens und Zeigefingers werden die beiden Fäden zusammengezwirnt. Dieser Vorgang wird je nach der Geschicklichkeit des Arbeiters verschieden oft wiederholt. Ein geschickter Arbeiter kann bis zu 2000 Fäden pro Stunde knüpfen. Die Bewegungen des Daumens und Zeigefingers, des Handgelenks und des Arms, die für den Vorgang des Knüpfens erfolgen müssen, sind zahlreich und kompliziert, ich habe versucht, sie zu zergliedern.

Beim Knüpfen nötige Arm- und Handbewegungen.

Der Unterarm wird gegen den Oberarm rechtwinklig gebeugt, letzterer dem Stamme genähert. Der Unterarm befindet sich noch ganz in Supinationsstellung. Das Handgelenk gestreckt, desgleichen der Daumen, der Zeigefinger leicht gebeugt. In dieser Lage wird der Faden dem Daumen genähert, hierauf wird das Handgelenk gebeugt und adduziert, der Unterarm in eine Lage zwischen Pronation und Supination gebracht und in dieser Lage der Körpermittellinie genähert. Der Zeigefinger wird nun gestreckt, um den Faden von der anderen Hand zu übernehmen. Beugen des Zeigefingers im Metakarpophalangealgelenk nähert ihn dem Daumen. Es findet weitere Beugung des Zeigefingers im proximalen Interphalangealgelenke statt, während der Daumen steif gehalten wird. Schließlich wird die Endphalange des Daumens gebeugt, während der Zeigefinger sowohl im proximalen Interphalangealgelenke wie im Metakarpophalangealgelenke vollständig gebeugt wird, wobei die palmare Fläche der Daumenendphalange über die dorsale Fläche der zweiten Phalange des Zeigefingers geführt wird. Diese letztere Bewegung vollendet das Verzwirnen oder Quirlen des Fadens.

Diese kurze Zergliederung zeigt zur Genüge, daß eine große Zahl von Muskeln in Tätigkeit gesetzt wird, nicht allein einige von den großen Unterarmmuskeln, sondern auch die kleinen Daumenmuskeln. Außer diesen Muskeln, welche die einzelnen Teilbewegungen ausführen, werden auch noch andere Muskeln gebraucht, die die Gelenke zur Ausführung der feinen und ungewohnten Bewegungen fixieren. So z. B. wird, um die am Ende auszuführende Drehbewegung zu ermöglichen, die Grundphalange des Zeigefingers steif gehalten und die Mittel- und Endphalange gebeugt, eine Bewegung, welche eine ausgiebige Aktion der Adduktoren des Daumens erfordert.

Vergleich mit dem Schreibkrampf.

Es ist wichtig, zu beobachten, daß die kleinen Daumenmuskeln, welche beim Knüpfen gebraucht werden, ziemlich genau denen entsprechen, die beim Schreiben in Tätigkeit treten, und im Hinblick auf den Schreibkrampf kann man sagen: Je feiner die Bewegungen, wenn sie auf die kleinen Muskeln beschränkt werden, um so größer die Gefahr der Erkrankung[1]). Das Schreiben aber erfolgt öfters ohne Verwendung der feineren Muskeln, andererseits ist beim Knüpfen die Aktion dieser Muskeln notwendig, um die Vereinigung der Fadenenden mittels der Quirlbewegung zu vollführen. Es besteht daher a priori ein Grund anzunehmen, daß eine Disposition für Beschäftigungskrämpfe oder die Unfähigkeit, eine Reihe von Muskelbewegungen, die zum Verzwirnen notwendig sind, zu vollführen, in ähnlicher Weise wie zum Schreibkrampf besteht.

Zur Erklärung eines abnormen Zustandes sind zwei Gruppen von Merkmalen zu beachten: die subjektiven, vom Erkrankten selbst beobachteten Symptome, und die objektiven, die der Untersuchende finden kann. Jene sind leicht zu erkennen, diese machen schon mit Rücksicht auf ihren unbestimmten Charakter Schwierigkeiten.

Im folgenden sollen die Symptome besprochen werden, die ich bei den Untersuchten gefunden habe.

Subjektive Symptome.

Schmerzen scheinen eine gewöhnliche Anfangserscheinung des Leidens zu sein. Diese werden gewöhnlich als an der Daumenwurzel empfunden angegeben, manchmal, aber durchaus nicht immer, verbreiten sie sich auf den Arm. Empfindlichkeit der Muskeln besteht regelmäßig, über Schwellung an der Daumenwurzel wird mitunter geklagt, und dies ist vermutlich ein Begleitsymptom, unabhängig von dem Gesamtzustande. Eigentliche Krämpfe sind selten. Nur 2 Arbeiter klagten darüber und gaben an, sie seien unfähig, den Daumen zu strecken. Schwäche des Daumens und Verlust der Muskelkraft ist das am stärksten hervortretende Symptom, das das schließliche Zu-

---

[1]) Dr. C. H. Grumbaum, Bericht für das Komitee, betreffend Entschädigung für Gewerbekrankheiten, Cd. 6957, S. 74, 1913.

sammendrehen der geknüpften Fadenenden zur Erzielung einer festen Verbindung unmöglich macht („unfähig für das Endquirlen").

Nur in einem Fall bestand ein Zustand, der einem Muskelspasmus ähnelte.

Objektive Symptome.

Eine größere Anzahl, etwa 50% der zur Untersuchung ausgewählten Leute, welche als erkrankt bezeichnet worden waren, zeigten ein ungewöhnliches Abgeflachtsein oder deutlichen Schwund des Daumenballens oder der kleinen Daumenmuskeln. Es ist noch unmöglich zu entscheiden, ob wirkliche Atrophie der Muskulatur vorlag, da der frühere Zustand der Muskulatur der Erkrankten vor dieser Spezialbeschäftigung unbekannt war, doch neige ich zu der Anschauung, daß Muskelschwund bei dieser Beschäftigung tatsächlich mitunter auftritt und, wenn einmal vorhanden, beweist, daß die Muskeln des Daumenballens erkrankt sind und ihre Leistungsfähigkeit in größerem oder geringerem Maße verloren haben.

Dauer der Beschäftigung vor Eintreten der Erkrankung.

Eine bestimmte Beschäftigungsdauer bis zum Zeitpunkte des Auftretens von Krankheitssymptomen läßt sich nicht feststellen. Die Zeit wechselt zwischen 5 und 35 Jahren und ist unabhängig vom Alter des Befallenen zur Zeit des Arbeitsbeginns.

Prädisponierende Ursachen.

Die Untersuchung hat diesbezüglich keine bestimmten Ergebnisse geliefert, und ich kann über keine Beobachtungen berichten. An den Untersuchten waren keine gemeinsamen Merkmale zu finden, außer daß sie im allgemeinen gesund schienen. Manche waren vollkommen Abstinenten, von keinem war es sicher, daß er in Alkohol exzedierte. Beschwerden rheumatischer Natur wurden nicht speziell angegeben.

Ursachen.

Ich vermute, daß das Leiden eine doppelte Ursache hat. Die Ähnlichkeit zwischen dieser und anderen Beschäftigungsneurosen ist so ausgesprochen, daß die allgemein angenommene Erklärung, es liege eine Störung der Kontrollvorgänge im Zentralnervensystem vor, auch für den Knüpferkrampf Geltung haben dürfte. Ich meine jedoch, daß bei diesem die örtlichen Symptome ausgesprochener sind, und es dürfte daher außer der nervösen Erkrankung eine chronische Entzündung der Muskulatur (chronische Fibromyositis) vorliegen. Dafür spricht die Empfindlichkeit der Muskeln, und diese Erkrankung dürfte die Ursache des später einsetzenden Muskelschwundes sein. Diese Erklärung dürfte besser auf jene Fälle passen, wo die Muskelatrophie gering ist und der Arbeiter nicht unter Arbeitsunfähigkeit leidet.

Ergebnisse.

Die fortgesetzte Knüpfarbeit führt bei einem Teile der Arbeiter zur Erkrankung der Handmuskeln, insbesondere der Muskeln des Daumens.

Die meisten Symptome sind bloß subjektiv; doch tritt· in manchen Fällen ein Schwund der kleinen Daumenmuskeln in Erscheinung. Die Erkrankung ist nicht immer schmerzhaft, aber es liegt ein Zustand vor, den man beschreiben könnte als den Verlust der Kraft „zur Vollführung des Endquirls".

Die Schwierigkeiten hinsichtlich der Diagnose dieser Krampfform sind praktisch dieselben wie· beim Schreib- und Telegraphistenkrampf und wurden genauer berücksichtigt vom Komitee für Gewerbekrank-. heiten, welches im Jahre 1908 Veröffentlichungen über diese Krank-. heiten hat erscheinen lassen.

Krankheitssimulation.

Ihre Feststellung bietet naturgemäß größere Schwierigkeiten als bei den verwandten Leiden der Schreiber und Telegraphisten, doch ist anzunehmen, daß ein geschickter Untersucher einen Fall von Simulation in gleicher Weise aufdecken könnte wie im Falle der Telegraphisten.

Alter.

Knüpfer pflegen meist ihren Beruf bis ins hohe Alter fortzusetzen, da er keine großen Anforderungen an die körperliche Leistungsfähigkeit stellt. Es ist bekannt, daß die Geschicklichkeit mit den vorrückenden Jahren abnimmt, und es ·kann sein, daß mancher Entschädigung zu erlangen sucht für die verminderte Geschicklichkeit, die nicht geradezu durch die Ausübung des Berufes verursacht ist. Jedenfalls sinkt mit zunehmendem Alter der Lohn, und zwar nicht etwa deshalb, weil Unfähigkeit eintritt, einen bestimmten Teil der Arbeit auszuführen, also z. B. die beiden Fadenenden durch den Endquirl zu verbinden, sondern weil die allgemeine Leistungsfähigkeit geringer ist.

Maschinelles Knüpfen.

Vor einigen Jahren kam eine Maschine auf den Markt, die die Arbeit der Handknüpfer leisten sollte, und ist tatsächlich in einem Teil der Betriebe an Stelle der Handarbeit getreten. Ihre Verbreitung dürfte künftig in der Tat zunehmen. Wo nur glatte Stoffe erzeugt werden, ist ihre Leistung an Stelle der Handarbeit zufriedenstellend, hingegen dürfte sie nicht imstande sein, die Handknüpfer bei dessinierten Stoffen zu ersetzen.

Niederlande.

(Phlegmone s. a. unter „Verschiedene Infektionen" S. 75.)

Es wurden 4 Fälle durch Unfallsanzeigen bekannt, diese betrafen 1 Arbeiter in einer Fabrik feuerfester Steine (Formen), 1 in einer Holzwarenfabrik (Kochlöffelgestelle schaben), 1 Bleigießer und 1 Schmied (Halten der Schmiedezange).

Erkrankungen der Sehnenscheiden der Hand und der Muskeln von 3 anzeigepflichtigen Fällen betrafen 2 Ziegeleiarbeiter (Ziegelaufschichten, Formen) und 1 Arbeiter einer Tonwarenfabrik (Formen).

Die 10 Fälle, die nicht der Anzeigepflicht unterliegen, betrafen: 1 Stukkateur, 1 Maurer, 1 Metallarbeiter, 1 Kupferschläger einer Maschinenfabrik, 1 Möbeltischler (Schrauben losdrehen), 1 Arbeiter einer Ziegelei (Lehmschläger), 1 Lohgerber, 1 Brotbäcker, 1 Landarbeiter, 1 Arbeiter in einer Trikotfabrik (Knüpfen starker Ware).

Durch Unfallanzeige wurden bekannt 4 Fälle, 1 davon war Torfstecher, 1 Transportarbeiter eines Torfschiffs, 1 Sandschiffer.

Erkrankungen des Schultergelenkes. Ein nicht anzeigepflichtiger Fall, betreffend einen Zimmermann.

Erkrankungen des Kniegelenkes: 1 Fall, betreffend 1 Torfarbeiter, infolge von Arbeit im Knien, bekannt geworden durch Unfallanzeige.

Von den Erkrankungen des Handgelenkes verdient Beachtung 1 Fall: „Ein 21jähriger Mann in einer Ziegelei erkrankte durch Umfallen einer nasse Ziegel enthaltenden Form; die leere Form wog 4,5 kg, die 6 Ziegel darin naß je etwa 2 kg. — Erkrankung des Musculus tibialis anticus beiderseits bei einem Ziegeleiarbeiter durch Tragen von Torfkörben auf abfallendem Wege."

Erkrankungen der Sehnenscheiden: Es waren befallen die Strecksehnen des Unterarmes bei einem Ziegeleiarbeiter und in einer Tonwarenfabrik, dann die der Daumenstrecker bei einem Ziegeleiarbeiter.

Von Fällen, die nach Art. 21 des Ges. v. 1911 nicht anzeigepflichtig sind, betrafen folgende durch Unfallanzeige zur Kenntnis gebrachte Fälle: die Strecksehnen am Unterarm bei 1 Stukkateur, 2 Metallarbeitern, 1 Möbeltischler, 2 Ziegeleiarbeitern, 1 Brotbäcker, 1 Landarbeiter, 2 Torfstechern, 1 Sandarbeiter.

Die Strecksehnen des Daumens bei 1 Maurer (linker Daumen beim Mauern), 1 Kupferschläger (linker Daumen), 1 Lohgerber (linker Daumen, Lohbrühe aus einer Kufe in eine andere gießen) und 1 Arbeiter einer Trikotfabrik.

„Eitrige Schleimbeutelentzündung am Knie wurde bei 2 Heuern in Steinkohlenbergwerken gemeldet," „bei einem weiteren Kohlenheuer eine ebensolche Erkrankung am rechten Ellenbogen".

„Erkrankung des rechten Handgelenkes bei einem Arbeiter einer Ziegelei."

An Erkrankungen der Haut und des Unterhautzellgewebes ereigneten sich 3 anzeigepflichtige Fälle bei 2 Schmieden in Maschinenfabriken, bei 1 Arbeiter einer Ziegelei durch Schieben des Lehmkarrens, ferner 6 nicht anzeigepflichtige, davon 3 in Holzbetrieben, 1 in einer Sattlerei, 1 in einem Hadernbetrieb.

Hautkrankheiten

(s. a. Benzin, Petroleum usw. S. 75).

Deutsches Reich.

Preußen.

„Die gemeldeten Fälle von Nickelkrätze ereigneten sich durchweg in Galvanisierabteilungen von Metallwarenfabriken und waren leichter Art. Zwar werden zum Einhängen und Herausnehmen der Gegenstände aus den Bädern Drahthaken benutzt, doch läßt sich dadurch die Benetzung der Hände und Unterarme mit der Metallösung nicht ganz vermeiden. Es wurde deshalb angeordnet, daß wenigstens die herausgenommenen Gegenstände am Haken sofort in ein besonderes Gefäß mit Wasser getaucht werden. Man erreicht damit, daß die Hände bei der weiteren Verarbeitung nur mit den abgewässerten Teilen in Berührung kommen."

„Auch die Ölkrätze ist infolge Aufhörens der Munitionsherstellung bedeutend zurückgegangen. Immerhin wird diese Hautkrankheit erst ganz auszurotten sein, wenn wieder geeignete Schmier- und Kühlöle und vollwertige Fettseifen zur Reinigung, besonders der Hände und Arme der Arbeiter, zur Verfügung stehen. — Bei Arbeitern einer Chromgerberei aufgetretene Hautausschläge mußten ebenfalls einer Einwirkung gesundheitsschädlicher Öle und nicht einer Chromeinwirkung zur Last gelegt werden." (RB. Potsdam.)

. „Ein Fall von Ölkrätze wurde festgestellt, der angeblich durch das von der Gewerbeinspektion empfohlene Putzöl entstanden sein sollte. Durch Nachprüfung wurde jedoch sehr bald ermittelt, daß die Erkrankung von der Verwendung eines 5 Monate später beschafften Waschöls herrührte. Die Ölkrätze verschwand auch sehr schnell, nachdem die wirkliche Ursache erkannt und die Arbeiter entsprechend belehrt worden waren. Ähnliche Krankheitserscheinungen wurden in einigen anderen Betrieben beim Reinigen von Metallteilen mit Waschöl und Benzolersatz unbekannter Herkunft und Zusammensetzung beobachtet."

„Auch ein Fall von Nickelkrätze ist gemeldet worden und vermutlich auf ungenügende Reinigung zurückzuführen; deshalb wurde die Verbesserung der Waschgelegenheit gefordert. Andere Gesundheitsstörungen wurden in einem Betriebe beobachtet, in dem Markttaschen und ähnliche Gegenstände aus Ersatzstoffen, wie Ballonhüllenstoff und Flugzeugtragflächenstoff, hergestellt wurden. Das zum Kleben dieser Stoffe verwendete Bindemittel, eine Lösung von Zellulosenitraten in Azeton, griff die Finger einiger Arbeiterinnen so stark an, daß sie tiefgehende Wunden erhielten, die besonders schmerzhaft waren, wenn der Klebstoff in sie eindrang. Brauchbare Handschuhe konnten leider auch hier nicht beschafft werden, indessen ist der Betrieb bald eingestellt worden." (LPB. Berlin.)

„In einer Bilderrahmenfabrik . zeigten sich bei einigen Polierern Hautreizungen und Ekzeme an den Fingern und Unterarmen. Die

Erscheinungen verschwanden, nachdem den Polierern Fettseife und Fett zum Waschen und Einreiben der der Einwirkung der Polierflüssigkeit und ihrer Dämpfe ausgesetzten Hände und Unterarme überwiesen worden waren." (RB. Erfurt.)

„In einer Kunstseidefabrik litten 6 bis 8 Wäscher, die mit Kupferverbindungen behaftete Kunstseide mit alkalischen Laugen auszuwaschen hatten, an einer schmerzhaften Hautentzündung an Händen und Unterarmen. Nach Ermahnung der Leute zur Vorsicht und zu öfterem Reinigen der entzündeten Stellen in lauwarmem Wasser und Einschmieren mit einer Fettsalbe trat wesentliche Besserung ein." (RB. Düsseldorf.)

„Bei den Polierern der Goldleistenfabriken traten in vermehrtem Maße Hautausschläge an Händen und Armen auf. Der von den Goldleistenfabriken benutzte Spiritus übte eine besonders scharf ätzende Wirkung aus, so daß die Hände der Arbeiter mehr als früher beim Polieren angegriffen wurden und daher stärker der Ausschläge hervorrufenden Wirkung der Terpentinersatzmittel (Benzin und Benzol) ausgesetzt waren. Es wurde veranlaßt, daß den Goldleistenfabriken besserer Spiritus geliefert wurde." (RB. Köln.)

Bayern.

„Der Gebrauch von ‚Bismarckbraun‘ und ‚Vesovin‘ als Spiritusbeize hatte bei dem Werkmeister einer Schreinerei Hautreizungen an den Händen zwischen den Fingern und an den Armen zur Folge." (München.)

„Bei den Zigarrenarbeitern der Germersheimer Krankenkasse wurden Gesichtsrose und Hautausschläge beobachtet." (Pfalz-Süd.)

„Stark zugenommen haben nach den Mitteilungen der Kassen die Tuberkulosefälle und die Hautleiden; insbesondere war Krätze weit verbreitet. Diese ist nach den Berichten der Krankenkassen vielfach von zurückkehrenden Kriegsteilnehmern eingeschleppt worden. Fälle, in denen Hautleiden durch die verarbeiteten Stoffe verursacht worden waren, sind nicht nachzuweisen gewesen; dagegen werden sie teilweise bei der Berufsarbeit auf dem Wege der Ansteckung durch erkrankte Mitarbeiter erworben worden sein, wobei der Mangel an guten Waschmitteln die Ansteckung gefördert haben mag." (Oberfranken.)

„Die Ekzeme waren hervorgerufen von hautreizenden Einflüssen von Holzzement, dann von Kalkmörtel und in einem Fall von Schmierölersatzstoffen. Im allgemeinen wurden wesentlich weniger Klagen über Gewerbekrankheiten laut als während der Kriegszeit. Es ist auch leicht begreiflich, da doch eine Reihe giftiger oder reizender Ersatzstoffe nunmehr aus den Betrieben verschwunden sind und die häufige Beschäftigung mit Munition bzw. Sprengstoffen aufgehört hat." (Nürnberg-Fürth.)

„In einer Bürstenfabrik wurde beobachtet, daß die Arbeiterinnen häufig Verbrennungen der Handgelenke durch siedendes Wachs ausgesetzt waren, mit dem Zahnbürsten verkittet werden. Es wurde

verlangt, den Arbeiterinnen Leder- oder Pappstulpen zur Verfügung
zu stellen."

Baden.

„Bei Autogenschweißern, die mit Azetylen-Sauerstoffapparaten arbeiten, wurden Gewerbeekzeme der Finger beobachtet, die sich auch
weiter auf den Körper verbreiteten und wochenlange Arbeitsunfähigkeit
zur Folge hatten. Der Sitz der Erkrankung ist vorzugsweise an der
inneren Seitenfläche der Finger und am Rücken der Hand. In einem
Falle trat Entzündung des Nagelbettes mit Abstoßung sämtlicher Finger-
nägel hinzu. Der chemische Reiz des Karbidstaubes an der feuchten
Hand übt eine entfettende und reizende Wirkung auf die Oberhaut
aus, es kommt zu Zerstörungen der Epidermis. Die bei der Schweiß-
arbeit erzeugte strahlende, austrocknende Hitze wirkt in gleichem
Sinne ein. Ist das feste Gefüge der Oberhaut durchbrochen, so kommt
es leicht zu Unebenheiten und Rissen, in denen sich Bakterien fest-
setzen und zur Eiterung führen können. Solche vereiterte Hautgeschwüre finden sich häufig bei den genannten Arbeitern. Wie bei
allen Gewerbeekzemen ist die persönliche Veranlagung sehr verschieden,
es erkrankt nur ein geringer Teil, die Mehrzahl bleibt verschont.
Vorbeugend empfiehlt sich Einfettung der Haut vor der Arbeit. Am
besten werden die Salben nach Abwaschen und Abtrocknen der Hände
eingerieben."

Kleinere Bundesstaaten.

„Sehr erheblich waren die Hauterkrankungen. Von den etwa
80 Polierern der Stockindustrie Bürgels erkrankten in den ersten
Monaten des Berichtsjahres 20 an Hautausschlag, der bei 13 Personen
eine Arbeitseinstellung von 9 bis 30 Tagen veranlaßte. In leichteren
Fällen bildeten sich rötliche kleine Pickel auf den Armen und der
oberen Handfläche, in schwereren entstand dazu Schwellung der rechten
Hand und der rechten Finger sowie Abheben der Haut an Hohlhand
und Beugeflächen der Finger unter Blasenbildung. Aus den Blasen
entleert sich trübe, übelriechende, wäßrige Flüssigkeit. Nach dem
Zusammenfallen stößt sich die Haut in Schuppen ab. Häufig zeigten
auch das Gesicht und die Geschlechtsteile starke Rötung, die in
Schuppung überging. Die von der Erkrankung befallenen Körperteile
juckten stark und verursachten dadurch Schlaflosigkeit. — Die Untersuchung der Polierflüssigkeit ergab, daß der Schellackersatz, enthaltend
Karbolsäure und Formaldehyd, der Haut schädlich sein kann. Die
Arbeiter beschuldigten den Spiritus, der aber bei wiederholten Untersuchungen sich als einwandfrei und in üblicher Weise mit Pyridinbasen
oder Holzgeist (Holzgeist ist bekanntlich ein schweres Gift — Ref.)
vergällt herausstellte. Hauterkrankungen einzelner besonders empfindlicher Polierer sind schon vor dem Kriege wiederholt vorgekommen.
Jetzt trat die Häufung der Erkrankungen innerhalb der ersten 3 Monate
nach Rückkehr der Polierer aus dem Felde auf, in den späteren
9 Monaten des Berichtsjahres ereigneten sich im ganzen noch 10 Er-

krankungen mit 9 bis 31 Tagen Arbeitsunfähigkeit, darunter bei 4 kürzere Zeit beschäftigten Weiblichen. Es wird vermutet, daß die Haut sich bei den Feldzugsteilnehmern erst allmählich wieder an die Politurflüssigkeit gewöhnt und unempfindlicher wird. Auch der Mangel an fettreicher Seife wird die Erkrankung begünstigt haben, deshalb wurde eine außerordentliche Zuweisung von Seifenpulver veranlaßt.

Unter der Einwirkung der Schmierölersatzmittel auf den Körper hatten 4 Dreher zu leiden, die nach Kriegsende diese Arbeit wieder aufgenommen hatten. Durch Gewährung fetthaltiger Seife seitens der Fabrikleitungen wurde eine baldige Besserung erzielt, ohne daß Arbeitsunterbrechung erforderlich war." (Sachsen-Weimar.)

„An gewerblichem Hautausschlag war ein mit Polierarbeiten beschäftigter Drechsler 22 Tage und ein Steindrucker 7 Tage krank." (Hamburg.)

Schweiz.

„Außer den in der Tabelle verzeichneten Substanzen haben wieder eine Reihe anderer Erkrankungen, meist in Gestalt lokaler Hautaffektionen, mitunter auch der Schleimhäute der Augen und des Rachens, hervorgerufen. Unter den ersteren finden wir Ameisensäure, Kalkstickstoff, Betanaphthol, Benzonaphthol, Resorzin, Sodalauge und alkalische Seife genannt, unter den andern Essigsäure und andere Dämpfe nicht näher bezeichneter Art. Die in der Metallindustrie verwendeten schlechten Bohröle sind ebenfalls als Erreger von Hautausschlägen aufgetreten, wie auch die beim Reinigen in verschiedenen Industrien verwendeten Benzin- und Terpentinersatzmittel Hautaffektionen auslösten." (II. Insp.-Kreis.)

England.

„Eine interessante Studie stellte Dr. Bridge über Fälle von Hauterkrankungen an bei Männern, die mit Drahtziehen beschäftigt waren und, was sonst nicht üblich ist, die Arbeit mit bloßer Hand machten. Es fanden sich zwei deutlich verschiedene Arten von Verletzungen, eine entzündliche an den Handflächen und eine bestehend in kreisförmigen Geschwüren, ‚Seifenlöcher' genannt. In dem bezüglichen Betriebe wird der Draht auf eine sich drehende Trommel gewunden, nachdem er durch eine Farbe gezogen worden ist, wobei der Arbeiter die Aufgabe hat, den Prozeß so zu leiten, daß sich der Draht nicht verfitzt. Der vom Erzeuger kommende Draht ist mit Kalk bedeckt, um das Rosten zu verhindern. Bei der Arbeit mit dem Draht findet eine beträchtliche Scheuerung der Handflächen statt, die zusammen mit der Wirkung des Kalkes die Entzündungserscheinungen hervorruft. Die Leute sind auch sonst zahlreichen Insulten an den Händen ausgesetzt, die, wenn nicht behandelt, dem Kalk die Einwirkung auf die verletzte Oberfläche ermöglichen. Dieser Umstand und die folgende Infektion mit Eitererregern verursachen die Geschwüre.

Sorge für Reinlichkeit und frühzeitige Behandlung aller kleinster Verletzungen vermindern die Gefahr des Entstehens der ‚Löcher'.

Über Hautentzündung durch Chlorzink beim Gebrauche als Flußmittel wurden Untersuchungen angestellt. Befallen waren Mädchen, welche die Bestandteile von Taschenlampen löteten. Bemerkenswerte Nachlässigkeit war bei den Arbeitern zu bemerken, die sich wenig oder gar nicht um die Verhinderung des Verspritzens der Flüssigkeit kümmerten. Die Waschgelegenheiten ließen viel zu wünschen übrig. Größere Sorgfalt bei der Arbeit, bessere Waschvorrichtungen und Einfetten der Hände vor der Beschäftigung verminderten rasch die Zahl der Fälle.

Andere Industrien, in denen Hauterkrankungen vorkamen, waren die, in welchen Teerfarben, Ameisensäure bei der Verarbeitung der Häute und ätherische Öle bei der Herstellung von Toiletteseife zur Verwendung kamen."

Niederlande.

„Erkrankungen und Geschwüre der Haut. Es ereigneten sich 12 nach den allgemeinen Bestimmungen anzeigepflichtige Fälle, 15 nicht anzeigepflichtige und 4 nach dem Unfallgesetz anzeigepflichtige.

Die 12 Fälle betrafen: 5 Arbeiter in einer Waffenfabrik (durch Petroleum, Terpentin), 2 Betonarbeiter in einem staatlichen Kohlenbergbau (Zement), 1 Lastträger (Zementkontakt), 1 Textilfärber, 1 Lohgerber (Arsen und ungelöschter Kalk), 1 Decker in einem Asphaltwerk, 1 Brikettarbeiter (Arbeit mit belgischen Briketts).

Die 15 nicht meldepflichtigen Fälle betrafen: 1 Arbeiter in einem Staatsmagazin (Öl), 4 Steinkohlenheuer in Bergwerken (Furunkulose), 3 Arbeiter in Öllagern (Pressen, Reinigen und Arbeit mit Leinsamen), 1 Färber, 1 Margarinefabrikarbeiter (Salzwirkung), 1 Optiker (Brillen mit Petroleum reinigen), 1 Heringsalzer, 1 Schiffsknecht (Laufen an der Zugleine), 1 Brotbäcker, 1 Arbeiter in einer Bleicherei (Zentrifugenreinigung).

Die 4 nach dem Unfallgesetze anzeigepflichtigen Fälle betrafen Rübenzuckerfabriken, 1 Sämischledergerber (Kalkeinwirkung), 1 Arbeiter in einer Kerzenfabrik."

„Verpackung von Seifenpulver mit 38% Soda. Die primitive Arbeitsweise gab Anlaß zur Versprayung von Seifenpulver, welches trockenes Sodapulver in einer Menge von 38% enthielt, derart, ·daß das Gesicht der Arbeiter mit Staub bedeckt war. Bei 5 von den 13 Packjungen wurden Hauterkrankungen mit Rhagaden wahrgenommen, einer hatte ein Gesichtsekzem, ein anderer litt an Nasenbluten, Fälle von Perforation der Nasenscheidewand wurden nicht beobachtet. Einige von den Burschen trugen ein Sacktuch vor Nase und Mund gebunden. Ein Vorteil war die niedere Temperatur, bei der in einem sehr großen Arbeitssaal gearbeitet wird, so daß man nicht in starken Schweiß gerät."

Eine Photographie des Originalberichtes zeigt, wie die Augen durch lange Wimpern geschützt werden.

Stahldraht wird zur Herstellung von Drahtseilen verkupfert und zu diesem Zweck mit einer Kupfersulfatlösung behandelt. Das Arbeiten mit diesem Draht gab Anlaß zur Entwickelung mehr oder minder tiefer Wunden, die, zum Teil nach Geschwürbildung, ausheilten.

„Krätze in einer Ölfabrik. Bei der Untersuchung von 800 Arbeitern durch den Fabriksarzt wurden unter den ersten 100 Leuten 4, unter den weiteren 700 2 als mit Scabies behaftet gefunden. Diese 6 wurden nach Hause geschickt und nebst ihrer Familie unter Behandlung gestellt. In einer Margarinefabrik derselben Stadt wurden 5 Scabiesfälle konstatiert. Die Infektion hatte namentlich durch die Familie stattgefunden.“

Augenkrankheiten.

Deutsches Reich.

Preußen.

„Ein Betrieb der elektrischen Großindustrie ist zur Zeit damit beschäftigt, eingehende wissenschaftlich geleitete Versuche über die größere oder geringere Verwendbarkeit verschieden gefärbter Glassorten als Augenschutz für Autogenschweißarbeiten anzustellen.“ (LPB. Berlin.)

Baden.

„Im Benehmen mit dem Herrn Bergmeister besuchten wir ein Gipswerk des Unterlandes. Die Belegschaft klagte fast durchweg über Augenbeschwerden, Tränenträufeln, Flimmern vor den Augen und rasches Ermüden beim Lesen. Die Bindehaut war am Nasenwinkel meist leicht entzündet. Bei einem Arbeiter zeigte sich auch Nystagmus, die ständige Bewegung der Augäpfel. Wir empfahlen die elektrische Beleuchtung der Stollen, die sich bei der bevorstehenden Einführung des elektrischen Lichtes in der Gemeinde leicht bewerkstelligen lassen wird. Es ist anzunehmen, daß die Reizung und Ermüdung der Augen, die wir jetzt beobachteten, durch gute Beleuchtung vermieden wird.“

Kleinere Bundesstaaten.

„Infolge von Verwendung scharfer Ersatzstoffe zog sich beim Lackieren von Möbeln ein Maler eine Augenverätzung zu. Der Ersatzlack, der einen penetranten Äthergeruch ausströmte, ist nach Angabe des behandelnden Arztes geeignet, schwere Augenerkrankungen zu veranlassen. Der Hersteller des Lackes wurde unter Hinweis auf die Zuwiderhandlung aufgefordert, den Vertrieb derartiger gesundheitsschädlicher Stoffe zu unterlassen. Die Möbelfabrik stellte ihm das bezogene Faß zur Verfügung.“ (Lippe.)

Österreich.

„Durch Fehlen des Schutzes beim Verkorken von Lysolflaschen zog sich eine Arbeiterin eine Verätzung eines Auges zu. Infolge schlechter Qualität der Korke wird diese Arbeit mit der Hand und nicht maschinell, wie früher, vorgenommen. Derselbe Fall ereignete sich in einer Drogerie beim Verkorken von Franzbranntweinflaschen." (Wien I.)

Elektrizität.
Deutsches Reich.
Preußen.

„In einem Elektrizitätswerk hatte ein Richtmeister mit Hilfe einiger Arbeiter eine Störung in der 40 000 Volt-Fernleitung, die zwei Elektrizitätswerke miteinander verbindet, zu beseitigen, wobei er selbst die Arbeit leitete. Diese wurde nach Vorschrift unter Abschaltung beider Werke vorgenommen. Nachdem sie erledigt war und der Verunglückte selbst die Wiedereinschaltung der von den Nachbarwerken kommenden Leitung (die zur Stromquelle des eigenen Werkes führende Leitung war beim Unfall noch abgeschaltet) veranlaßt hatte, kletterte er noch einmal ohne Benutzung einer Leiter, und ohne daß es die Mitarbeiter bemerkten, auf die Zwischenwand der Ölschalterzellen, wahrscheinlich um eine Ölkanne, die er vergessen hatte, zu holen. Dabei kam er mit der soeben eingeschalteten Fernleitung in Berührung und zog sich starke Verbrennungen zu, an denen er nach zwei Tagen starb. — Der Leitungsrevisor einer Überlandzentrale erhielt beim Berühren einer herabhängenden Hochspannungsleitung einen elektrischen Schlag, wobei ihm der linke Arm gelähmt wurde. Der Verletzte war in dem Glauben, die Leitung sei spannungslos, sie war indes von Monteuren einer anderen Fabrik unbefugterweise wieder an das Stromnetz angeschlossen, ohne daß der Überlandzentrale Mitteilung gemacht wurde." (RB. Frankfurt a. O.)

„Beim Reinigen einer Gleichstrom-Dynamomaschine trat Kurzschluß in der Erregerleitung ein, indem einer dieser losgelösten Leitungsdrähte das Gehäuse berührte. Der mit der Arbeit beschäftigte Schlosser wurde am Arm verbrannt." (RB. Liegnitz.)

„Einem mit dem Reinigen des Schlackenraumes eines Dampfkessels beschäftigten Arbeiter wurde von dem Gehilfen des Meisters eine gewöhnliche elektrische Glühlampe an einfach isolierter Leitung zur Benutzung überwiesen. Beim Arbeiten hiermit tötete ihn ein Schlag des 220 Volt starken Drehstromes. Da nach ärztlichem Gutachten der Tod nicht einwandfrei auf Wirkung des Stromes zurückgeführt werden konnte, erfolgte vor Gericht Freisprechung des Gehilfen." (RB. Oppeln.)

„Durch Stromeinwirkung und Brandwunden wurde ein Arbeiter beim Nachsehen einer Kraftleitung von 20 000 Volt Spannung schwer verletzt. Er war der unter Spannung stehenden Zuleitung zum Ölschalter zu nahe gekommen, wodurch zunächst ein Lichtbogen entstand, der wiederum Kurzschluß herbeiführte." (RB. Osnabrück.)

„Leider mußte wieder die Erfahrung gemacht werden, daß die Bestimmung, daß an Personen, die durch elektrischen Strom getötet zu
sein scheinen, Wiederbelebungsversuche mehrere Stunden hindurch
anzustellen sind, noch nicht genügend bekanntgeworden ist. Auf ihre
Beachtung wurde wiederholt verwiesen. Wenn auch die — von
anderer Seite bisher nicht bestätigten — Untersuchungen von
Dr. Boruttau, über die in der Elektrotechnischen Zeitschrift 1918,
Nr. 9 und 10 berichtet wurde, dargetan haben, daß Personen, bei
denen infolge des Stromdurchganges das sogenannte Herzkammerflimmern eingetreten ist, durch keinerlei Behandlung wieder ins Leben
zurückzurufen sind, so müssen Wiederbelebungsversuche doch unter
allen Umständen gemacht und lange Zeit fortgesetzt werden, da aus
äußeren Anzeichen auf das eingetretene Herzkammerflimmern und
damit auf den Tod mit Sicherheit nicht geschlossen werden kann."
(RB. Arnsberg.)

Kleinere Bundesstaaten.

„Infolge fehlerhafter Konstruktion einer elektrischen Handlampe
wurde ein Kesselreiniger getötet. Auf dem Flammrohr sitzend, berührte der Mann den Schutzkorb einer ihm von oben durch den Dom
zugeführten Lampe und wurde durch den seinen Körper durchfließenden Strom getötet. Die angestellten Untersuchungen haben ergeben,
daß die Lampe und das daran befindliche Kabel vor ihrer Verwendung in der Werkstatt nach einem in der Praxis allgemein üblichen
Verfahren geprüft war und keine Anstände ergeben hat. Hingegen
war die Konstruktion der Lampe insofern unvollkommen, als der
Schutzkorb nicht, wie dies die Installationsvorschriften des Verbandes
Deutscher Elektrotechniker fordern, auf eine isolierende Unterlage
gelegt war. Da nun die sehr primitive Führung der Drähte im Handgriff sowie in der Leitung bei gewissen Bewegungen mit der Lampe
einer Beschädigung der Isolation Vorschub leistete, so hatten die blanken
Drähte Berührung mit der Fassung und von hier der Korb selbst
Spannung bekommen. Weil die in der Werkstattpraxis allgemein
üblichen Prüfungsmethoden selbst die zur Zeit der Prüfung möglicherweise schon vorhandene Beschädigung der Drahtisolation nicht aufzudecken vermag, außerdem die Fehler wegen der Mangelhaftigkeit der
Lampen schon nach kurzem Gebrauch eintreten können, so bedeuten
diese anscheinend außerordentlich weit verbreiteten Lampen eine
nicht geringe Gefahr, besonders wenn die Vorbedingungen für den
Stromübergang zur Erde wie hier durch den auf den Flammrohren
liegenden Körper so günstig sind. Die Frage, ob der Tod des Mannes
tatsächlich durch die Einwirkung des elektrischen Stromes von 216 Volt
Spannung herbeigeführt worden oder ob infolge des Schreckes etwa
Herzschlag eingetreten, ist durch die gerichtliche Obduktion in ersterem

Sinne bejaht worden. Das Verfahren ist von der Staatsanwaltschaft eingestellt. Zur Vermeidung der Wiederholung solcher Unfälle ist an sämtliche Firmen, bei denen die Benutzung elektrischer Lampen zur Kesselreinigung und anderen derartigen Arbeiten vorausgesetzt wird, ein Rundschreiben gerichtet und auf die wichtigsten Sicherheitvorschriften hingewiesen worden. Die Kontrolle wird bei den Revisionen der Betriebe und besonders bei den gleichfalls von den Gewerbeaufsichtsbeamten wahrzunehmenden Kesselrevisionen geführt werden." (Bremen.)

Schweiz.

„4 Todesfälle sind auf die Einwirkung des elektrischen Stromes zu setzen, wovon 3 durch Spannungen von 500 Volt, einer 8000 Volt." (II. Insp.-Kreis.)

England.

(Aus dem Berichte des Königlichen Inspektors für Elektrizität, G. S. Ram, M. I. E. E.)

„Die tödlichen Unfälle sind, mit einer Ausnahme, durch Wechselstrom bedingt, die Mehrzahl (20 von 28) ereignete sich bei niederer Spannung, das ist bei einer solchen von nicht mehr als 250 Volt. Mit zwei oder drei Ausnahmen fraglicher Art kam das Unglück durch Erdung zustande. Meist war der neutrale Punkt geerdet, der Strom konnte daher nicht über die geringe Spannung hinausgegangen sein. In 7 Fällen erhielten die Verunfallten Strom durch Funken, die zwischen Phase und Neutralpunkt übersprangen. Dies spricht sehr für die von mir aufgestellte Behauptung, daß ein Durchflossenwerden von Wechselstrom geringer Spannung weit gefährlicher ist als Gleichstrom, während ich oft beobachte, wie die gegenteilige Ansicht vertreten wird. Diese Tatsache verdient heute in Erinnerung gebracht zu werden, wo so viel von billigeren Methoden der Drahtbefestigung die Rede ist. Verbilligung beginnt oft mit Auslassen von Sicherungen. Weder in Fabriken noch sonstwo sollte dort, wo Wechselstrom gebraucht wird, die Verbilligung auf Kosten der nötigen Sicherheitsmaßnahmen zugelassen werden.

In der Art dieser Unfälle, von denen in meinen früheren Berichten viele ausführlich beschrieben sind, liegt nichts Ungewöhnliches. 8 wurden durch den Kontakt mit den notwendigerweise nicht isolierten Drähten von Laufkranen oder anderen wandernden Maschinen hervorgerufen, 2 durch Handlampen, deren eine eine alte Type war, wobei das Drahtnetz am Lampenhalter befestigt ist, die andere Lampe bestand aus einem gewöhnlichen metallenen, an biegsamen Drähten befestigten Lampenhalter; diese letztere Einrichtung ist so leicht anzubringen, daß sie oft gebraucht wird selbst da, wo Sicherheitslampen beschafft wurden, die aber vielleicht im Augenblick nicht bei der Hand sind. 2 Unfälle erfolgten dadurch, daß der Strom eingeschaltet wurde, während Leute an der Leitung arbeiteten, wobei der Schalter weder abgestellt wurde noch eine Warnung erfolgte. 3 Unfälle, einschließlich 2 bei

Hochspannung, ereigneten sich im Prüfungsraume eines Elektrizitätswerkes, einer davon ist einem Irrtum beim Einschalten zuzuschreiben, der zweite einer unnötigen und gefährlichen Gewohnheit, die manchmal in Kabelwerken in Gebrauch ist. Es scheint, daß die Inspektoren im Interesse der Kunden bei der Kabelprüfung auf Hochspannung der Versicherung der Erzeuger keinen Glauben schenken, daß das Kabel tatsächlich unter der bezüglichen Spannung stehe, und einen augenscheinlichen Beweis dafür durch einen Funken verlangen. Dieser wird durch Berühren des Kabelkernes mit dem Bleimantel hervorgerufen. In diesem Fall betrat ein Mann die abgegrenzte Gefahrenzone, um den Kurzschluß mit einer isolierten Zange zu erzeugen, und geriet in Kontakt mit den Hochspannungsleitungsdrähten. Man sollte meinen, daß solche Proben überhaupt nicht nötig sind, aber wenn sie es sind, so könnten sie ganz gut erfolgen, ohne daß jemand die Gefahrenzone betreten muß."

„Ein tödlicher Unfall, der nicht auf der Tabelle verzeichnet ist, da es sich nicht um einen gewöhnlichen Todesfall durch Elektrizität handelt, wurde berichtet: Der Verunglückte hatte einen metallenen Lampenhalter als tragbare Lampe verwendet und an einen 240-Volt-Gleichstrom angeschlossen. Der Halter bekam Strom und er erhielt längere Zeit Elektrizität und erlitt eine schwere Brandwunde. Er starb 16 Monate später an der Paralyse, die nach dem ärztlichen Gutachten auf die Verletzung zurückzuführen war."

Unter den nicht tödlich verlaufenen Unfällen befanden sich mehrere, bei denen die Hochspannung ungemein hoch war (bis 10000 Volt). Die Verunglückten erlitten dann stets schwere Brandwunden.

Niederlande.

„Im Jahre 1919 wurden 89 Unfälle, darunter verschiedene sehr schwere gemeldet. Davon waren 7 tödlich, von diesen letzteren 5 durch Ströme von hoher, 2 durch solche von niederer Spannung bedingt. Die nicht tödlichen Unfälle waren 20 mal durch Hochspannung, 62 mal durch niedere Spannung hervorgerufen. Die Folgen der nicht tödlichen Unfälle waren mehr oder minder schwere Verbrennungen der Arme und Beine, mitunter bei gleichzeitigen Verletzungen durch Fall von einer Leiter usw. In 11 Fällen traten zur Blindheit führende Schädigungen der Augen auf, mitunter mit Verletzungen der Augenlider und Verbrennung der Hornhaut. 8 mal bestand langdauernde Bewußtlosigkeit. In einem großen Teil der nicht tödlichen Fälle war der Betroffene durch längere Zeit (1 Woche bis 3 Monate) arbeitsunfähig."

Verschiedenes.
Deutsches Reich.
Preußen.

„Die während des Krieges besonders in den Vordergrund getretenen Klagen über einen mißlichen Gesundheitszustand der Arbeiter infolge mangelhafter Ernährung haben wesentlich nachgelassen. Die Verhältnisse hatten sich insofern gebessert, als Gelegenheit bestand, sich Nahrungsmittel, wenn auch fast durchweg zu hohen Preisen, zu beschaffen. Erschöpfungen und Ohnmachtsanfälle, wie sie in den Vorjahren oft vorkamen, sind nicht bekannt geworden. Meldungen über gewerbliche Erkrankungen sind von den Krankenkassen verhältnismäßig selten eingegangen." (RB. Potsdam.)

Österreich.

„In den Fabriken, in denen Lärm entsteht, wird viel zu wenig auf den Schutz der Ohren der Arbeiter geachtet. Diese selbst weisen diesbezügliche Beanstandungen mit der immer wiederkehrenden Bemerkung zurück, sie seien den Lärm ja gewohnt. So konstatierte der Arzt bei einem Lehrling einer Maschinenfabrik, der über ständiges Ohrensausen klagte, daß hier eine durch länger dauernde, lärmende Beschäftigung hervorgerufene Nerven- und Trommelfellerschütterung vorliege. Der Lehrling war längere Zeit hindurch mit Blechausrichten auf der Richtplatte beschäftigt." (Wien I.)

Niederlande.

„In zwei kleinen Betrieben wurden je zwei Mädchen von etwa 17 Jahren bei einer Gesamtarbeitszeit von 9—12 und 2—6 Uhr durch einige Stunden mit der Herstellung der positiven Bilder bei gelbem Licht von 100—200 Kerzenstärke beschäftigt. Zwei von den Mädchen hatten einen Hämaglobingehalt von nur 75 und 76% des normalen im Blute. Das Arbeiten bei gelbem Licht ist nicht als schädlich zu betrachten, wohl aber das Fehlen des weißen Lichtes während eines großen Teiles des Tages. Es wurde angeordnet, daß diese Arbeit nur nach 11 und vor 3 Uhr ausgeführt werden dürfe."

Anhang.
England.
Gefährliche Berufe von G. Stevenson Taylor, O.B.E.
Kgl. Inspektor für gefährliche Berufe. (Ausgewählte Kapitel.)

Die Beobachtung der besonderen Regeln und Vorschriften für gefährliche Betriebe befindet sich noch unter dem Stande, wie er vor dem Kriege war. Dies gilt insbesondere hinsichtlich der Anlagen zur Absaugung von Staub, Gasen und Dämpfen. Während des Krieges waren die Reparaturen in vielen Fällen unmöglich, und heute, wo die Zahl der Aufträge für solche übermäßig groß ist, verzögert sich in vielen Fällen ihre Ausführung.

Ausflüchte wurden nur selten gebraucht, vielmehr scheint es, daß sowohl Unternehmer wie Betriebsleiter ihr möglichstes getan haben, um die behördlichen Aufträge zu erfüllen, und viele gingen den Inspektor um Rat an, wenn sie Verbesserungen von Ventilations- und Absaugevorrichtungen einführen wollten.

Die Berichte der Inspektoren hinsichtlich der verschiedenen Vorschriftensammlungen folgen:

Hand-Feilenhauerei.

Dieses Gewerbe wird vorwiegend in Sheffield und Süd-Staffordshire betrieben, die weiblichen Arbeitskräfte sind zahlreicher als die männlichen. Mr. Hield, der diesem Gewerbe in ersterer Stadt besondere Aufmerksamkeit gewidmet hat, berichtet über eine bemerkenswerte Abnahme in der Zahl der Betriebe. Die Ursache ist vermutlich, daß ein Teil der Feilenhauer im Kriege andere lohnendere Beschäftigung gefunden hat und heute nicht mehr zu diesem Gewerbe zurückkehrt, obwohl in letzter Zeit starke Nachfrage nach Handfeilenhauern war.

Die Vorschriften wurden im allgemeinen gut beobachtet, und über einen Fall von Bleivergiftung wurde im Berichtsjahre unter den Feilenhauern nichts gemeldet.

Elektrische Akkumulatoren.

Zahlreiche Betriebe dieser Industrie waren im Kriege mit Aufträgen überlastet, und die starke Nachfrage nach Akkumulatoren für Motorwagen und Motorräder war geeignet, diesen Zustand aufrecht zu erhalten. In einem Falle bei einem neuerrichteten Betriebe, der infolge des Auftretens einiger Saturnismusfälle dem Inspektor zur Kenntnis gebracht wurde, hatten die Unternehmer es versäumt, sich ein Exemplar der Vorschriften zu verschaffen oder diesen zu entsprechen. Es wurden die entsprechenden Schritte eingeleitet, und die Firma mußte 10 Pfund 10 Schilling zahlen.

In einigen Betrieben, die sich vergrößert hatten, war der Versuch gemacht worden, die ursprünglichen Absaugevorrichtungen für die Neuanlagen zu verwenden. Jene wurden dadurch überlastet, und der Effekt war, daß sie mit sehr mangelhaftem Erfolg arbeiteten. Letzterer Zustand trat bei anderen Staubabsaugevorrichtungen durch mangelhafte Instandhaltung und durch Reinigung ein. Mr. Clark (London-West) erwähnt einen Fall dieser Art, wo die Tische zum Anmachen der Masse mit Gittern hergestellt waren, und die durch diese durchfallenden Materialreste konnten die Absaugerohre verstopfen. Die Übelstände sind nunmehr beseitigt, und unter den Gittern sind Büchsen angebracht worden, die leicht zu entfernen und zu entleeren sind.

Derselbe Inspektor teilt einen Fall von Bleivergiftung mit, der sich in einem Betriebe ereignet hat und dadurch zustande kam, daß der Arbeiter den Bleistaub einatmete, der beim Entfernen der letzten Spuren einer Bleiverbindung von einer Schaufel entstand, indem diese an die Außenseite einer Abzugshaube geschlagen wurde. Dieser Gefahr wurde nun begegnet durch den Gebrauch mit zwei Handhaben ver-

sehener Zelluloidschaufeln, die wenig Gewicht haben und der Bleiverbindung freien Ablauf gestatten.

Wollsortieren und -kämmen, ostindische Wolle.

Mr. G. A. Taylor konstatiert, daß im Bradforddistrikt die Vorschriften mit wenigen Ausnahmen gut beobachtet worden sind.
11 Milzbrandfälle wurden während des Jahres gemeldet, von diesen
endeten 5 tödlich, diese letzteren waren alle Darmmilzbrand mit fol-
gender Allgemeininfektion. Die 11 Fälle traten in 7 verschiedenen
Betrieben auf, in 2 von diesen wurde nur ostindische Wolle verarbeitet,
in 1 hauptsächlich Alpaka, in den 2 übrigen schwere persische Wolle
und ostindisches Ziegenhaar.

Mr. Peacock (Huddersfield) berichtet, daß die Vorschriften betreffend die Betriebe, in denen ostindische Wolle verarbeitet wird, im
ganzen einwandfrei beobachtet wurden, daß aber trotzdem aus 9 Betrieben 10 Anthraxfälle gemeldet wurden. Diese Anzahl ist jedoch
günstig gegenüber den beiden vorangegangenen Jahren, da im Jahre
1917 28, 1918 14 Fälle sich im gleichen Distrikt ereignet haben.
Der Berichterstatter erhielt von den bedeutendsten Unternehmern die
Auskunft, daß die ostindische Wolle zuletzt in viel reinerem Zustande
als in der ersten Zeit des Krieges ankam, vermutlich deshalb, weil
das von der Wolle-Kontrollbehörde eingesetzte Komitee die verun-
reinigte Wolle in eine niedrigere Preiskategorie versetzt hatte.

Im Halifaxdistrikte arbeitet nur ein einziger Betrieb nach den
Wollsortier- und Kämmvorschriften, wobei das der Vorschrift unter-
liegende Material Alpaka und Mohair ist. Seit Jahren hat sich kein
Fall von Milzbrand in diesem Betriebe ereignet. Während des Krieges
hat die Zahl der unter dem ostindischen Woll-Regulativ arbeitenden
Betriebe bedeutend zugenommen, was dem außerordentlichen Bedarfe
dieses Materiales für Armeezwecke zuzuschreiben ist. Die Vorkehrungen
zur Staubabsaugung sind nicht überall entsprechend, in vielen Fällen
sind die Vorschriften gegenstandslos, da der Verbrauch indischer Wolle
unterbrochen worden ist. Milzbrandfälle sind in diesen Betrieben
nicht vorgekommen.

Roßhaar.

Ein tödlicher Fall ereignete sich in einem Betriebe in London-
Ost und betraf einen Mann, der eine Partie Roßhaare aus Archangel
sortierte. Das Sieb und die Absaugevorrichtung waren neu, und infolge
eines ungeeigneten Ventilationsapparates war die Geschwindigkeit des
Luftzuges weitaus unter dem Minimum von 300 Fuß pro Minute, das die
Vorschriften verlangen, und vollkommen nutzlos zur Staubabsaugung.

In der Regel wird jedem Einkaufschein über eine Partie Ware eine
geschriebene Bestätigung beigegeben, des Inhaltes, daß sie entweder
aus einem Gebiet außerhalb des Geltungsbereiches der Vorschriften
stamme oder daß sie der Desinfektion nach einer bewährten Methode
unterzogen worden sei. Es kommen aber Klagen vor, daß Händler

und Zurichter hinsichtlich der Desinfektionsmethode oft nicht genügende Auskunft geben.

Im südwestlichen Gebiete hat die Menge des unter die Verordnung fallenden Roßhaares stark abgenommen, wie die Mehrzahl der Betriebe angibt, in manchen ist in letzter Zeit solches überhaupt nicht Gegenstand des Handels gewesen.

Emaillicrerei.

Das bleifreie Email wird in ständig zunehmendem Maße benützt, hat sich im Wolverhamptondistrikt schon stark verbreitet; Fälle von Bleivergiftung haben sich im Berichtsjahre nicht ereignet.

Nitro- und Amidoderivate des Benzols.

Mr. Peacock (Huddersfield) hat große Erfahrungen auf diesem Gebiete, und es scheint, daß die Anwendung der Vorschriften zur Verhinderung von Vergiftungen sehr Nützliches geleistet hat. So wurde seit Januar 1917 kein Fall toxischer Gelbsucht gemeldet. Dies kann nur der zunehmenden Sorgfalt zugeschrieben werden, die der Reinlichkeit und der Verbesserung der Methoden beim Absaugen schädlicher Gase gewidmet wird, gleichzeitig dem Umstande, daß, obwohl die Vorschriften bloß allmonatliche ärztliche Untersuchung verlangen, die meisten Betriebe allwöchentliche Untersuchung sämtlicher gefährdeter Arbeiter durch den Arzt eingerichtet haben.

Verzinnen von Metallgeschirr.

Die Berichte aus Mittelengland sind nicht durchwegs zufriedenstellend, und Miß Escreet gibt anläßlich ihres Berichtes über Bleivergiftung bei Frauen der Meinung, gebildet nach siebenjähriger Erfahrung in diesem Gewerbe, Ausdruck, daß in Mittelengland kaum ein Minimum der Willfährigkeit zur Unterwerfung unter die Vorschriften zu finden ist. Bei allen Bleivergiftungen der Frauen handelt es sich um alte Fälle, und immer und immer wieder kehren sie zu ihrer früheren Beschäftigung zurück, ohne sich um die Gefahr zu kümmern. Die zeitweilig aussetzende Art des Betriebes ist sicherlich eine Ursache der geringen Anzahl der Fälle. Wären die Leute ununterbrochen voll beschäftigt, so könnten sie unmöglich der Bleierkrankung entgehen, insbesondere deshalb, weil die „wirksame Stärke" der Absaugung mit dem Wetter wechselt und weil nach der Vorschrift die periodische ärztliche Untersuchung bloß alle Vierteljahre angestellt wird. Es hat bei einer Firma erhebliche Schwierigkeiten gegeben, insbesondere wegen der Erhaltung des nötigen Saugzuges und wegen der Reinlichkeit.

Metallschleiferei und Lauf der Schleifsteine.

Dieses Kapitel betrifft zahlreiche Betriebe im Sheffielddistrikt, und Mr. John Law, Distriktsinspektor, hat folgenden sehr interessanten Bericht über diese Frage erstattet.

Da die ganze Angelegenheit der Vorschriften über Schleiferei der Prüfung unterstellt worden ist, kann man nicht viel über die Beobachtung der gegenwärtigen Vorschriften sagen, ohne über deren Verbesserung zu sprechen. Es mag jedoch bemerkt werden, daß die Vertreter der Tischmesserschleiferunion mit den Behörden betreffs Vorbereitungen für eine Änderung der Betriebsbedingungen Fühlung genommen haben. Mehr Platz, mehr Licht, größere Reinlichkeit und entsprechende Methoden zur Behandlung der Schleifsteine sind ihre Hauptforderungen, die durch die hohe Gefahreneinschätzung, die große Zahl der Todesfälle und Invalidenrentner unter ihren Mitgliedern begründet sind. Ob ihr Reformeifer zur Durchsetzung der nötigen Absaugevorrichtungen und des Naßschleifens führen wird, bleibt abzuwarten.

Die wichtigste Erscheinung in der Messerfabrikation ist der Übergang von den natürlichen zu künstlichen Schleifsteinen beim Taschenmesserschleifen. Diese Tatsache hat hinsichtlich der Entfernung von Staub und Sand in diesem Teil des Gewerbes Wunder gewirkt, man hofft, daß die weitere Ausbreitung der künstlichen Schleifsteine zu einer Verbesserung der Gesundheitsverhältnisse in der ganzen Industrie führen wird. Auch das maschinelle Schleifen und Polieren der Tischmesser ist ein Moment von großem Einfluß auf die Gestaltung des Gewerbes. Die Herstellungsmethoden sind, wenn auch noch nicht für die beste Qualität der Messer hinreichend, im ganzen sehr verbessert worden und versprechen, da sie sehr ökonomisch bezüglich der Arbeit sind, eine gute Zukunft. Die Staub- und Sandschwierigkeiten der gewöhnlichen Messerschleiferei verschwinden vollkommen unter dem neuen System. In der Rasiermesserindustrie ist die Maschinenschleiferei — auf einem anderen Prinzip beruhend — noch nicht eingeführt worden.

Hinsichtlich der Beobachtung der Vorschriften ist abermals festgestellt worden, daß die wöchentliche Reinigung der Schleifhallen in keiner Weise gründlich ist. Im Kriege scheint sie stark vernachlässigt worden zu sein; und obwohl nicht einmal der Zustand vor dem Kriege ein hoher war, wurde er nicht wieder erreicht. Die Reinigung der laufenden Treibriemen wird oft unmöglich dadurch, daß die Reinigung des Raumes unter den Riemenscheiben vernachlässigt wird, weil es gefährlich ist, sich ihnen während des Laufes zu nähern. Die Schleifer wollen nicht warten, bis die Maschine steht, um sie dann zu reinigen, ehe sie mit der fertigen Ware ins Kontor zur Lohnzahlung gehen, und nachher kehren sie nicht mehr zurück. Bei vielen Räderwerken ist der Raum unterhalb der Riemenscheibe nicht abgeschlossen und diese sind so nahe dem Fußboden angebracht, daß man schwer behufs Reinigung dazukommen kann. Der Effekt ist, daß Staub, Papier und anderer Abfall sich dort ansammeln, und wenn die Maschine wieder in Gang gesetzt wird, wirbeln die vom Riemen lose herabhängenden Zipfel den Staub auf und verbreiten ihn so in der Luft des Raumes.

Große Aufmerksamkeit wurde den Staubabsaugeanlagen geschenkt, da viele von ihnen während des Krieges sehr in Unordnung geraten sind. Die Vorschriften wären viel wirksamer, wenn die Arbeiter in höherem Maße mitwirken wollten. Absaugevorrichtungen haben die Eigenschaft, leicht in Unordnung zu kommen. Die Störung ist aber oft so einfacher Natur, daß der Arbeiter sie selbst beheben kann, in vielen Fällen jedoch wird die Sache vernachlässigt, Abzugshauben wurden beiseite gelegt, wo sie im allgemeinen Getriebe der Fabrik bald zugrunde gehen.

Die Verhältnisse nach dem Kriege drohen von ungünstigem Einfluß hinsichtlich der Staubabsaugung in den Messerfabriken mit gemieteter motorischer Kraft zu sein. Die Preise für Feuer und die Erhaltungskosten sind so sehr in die Höhe gegangen, daß manche von den Besitzern nicht mehr in der Lage waren, ihrem Pächter die Kraft zur Verfügung zu stellen; infolgedessen haben letztere ihre eigenen Elektromotoren aufgestellt und sind jetzt selbständige Unternehmer. Seit der Einführung der Vorschriften für Schleiferei, die die Verpflichtung zum Einrichten der Staubabsaugung dem Eigentümer oder einer anderen die Kraft liefernden Person auferlegt, waren große Absaugeanlagen für den ganzen Betrieb das gewöhnliche. Viele dieser Einrichtungen sind in den gegenwärtigen Betrieben zwecklos geworden. Jetzt muß eine vielfach so große Zahl von Absaugeapparaten bestehen, und es gibt große Schwierigkeiten mit der Staubabsaugung, sie bildet eine große Last für einen Unternehmer, der oft nur zwei oder drei Angestellte hat. Man muß daher auf verminderte Wirksamkeit der Abzüge und größere Schwierigkeiten bei der Inspektion gefaßt sein.

Zwei Ursachen haben in den letzten Jahren zusammengewirkt, um die Messererzeugung weit weniger ungesund zu gestalten als früher. Eine Ursache ist die Abnahme des Handschmiedens und die starke Zunahme der mit der Maschine erzeugten Artikel. Scheren und Rasiermesser werden heute in der Regel maschinell hergestellt, und wenn das Arbeitsstück zum Schleifen kommt, ist es bei weitem näher dem fertigen Zustande und bedarf viel weniger des Schleifens als die durch Handarbeit erzeugten Waren. Taschen- und Tischmesser bedürfen noch weniger Arbeit, da das Trockenschleifen für diese Messerarten schon verschwunden ist. Die zweite Ursache ist die Herstellung von Schleifscheiben aus Schmirgel, Karborundum und ähnlichen Stoffen, welche für leichtere Ware die aus Sandstein verdrängt hat. Zum Schleifen von Scheren, Rasiermessern und Taschenmessern sind künstliche Schleifsteine bereits allgemein. Ihre Einführung ware eine große Wohltat für den Schleifer, da sie viel weniger Staub entwickeln, während das Freilaufen, früher ein häufiger Grund für Erkrankungen und Arbeitsversäumnis unter den Schleifern, heute der Vergangenheit angehört. Gegenwärtig dienen Sandsteine zum Schleifen von Tischmessern, Feilen usw. wegen der Schwierigkeit, künstliche Schleifsteine von entsprechend milder und weicher Art herzustellen. Doch finden gegenwärtig Versuche in dieser Richtung statt, und wenn diese Schwierigkeit überwunden sein wird, dann wird der Sandstein vollständig verschwinden.

Mancherlei Übertretungen der Vorschriften über das Freilaufen der Schleifsteine wurden von Mr. Rees beobachtet, welcher bemerkte, daß von den drei Verfahren, die zur Vermeidung des Einatmens von Staub angewendet werden dürfen, das Respiratorverfahren am meisten eingebürgert ist. Der Respirator ist aber oft nichts anderes als ein schmutziges Tuch, um den Mund des Arbeiters gebunden, und vermutlich wird auch ein solches nicht immer verwendet. In zwei Fällen waren jugendliche Personen mit Polieren beschäftigt, während im gleichen Raume mit trocken laufenden Steinen gearbeitet wurde. Fehler beim Entwurf neuer Anlagen zur Absaugung sind noch immer häufig, so z. B. Fehlen von Guckfenstern, besonders an den Biegungsstellen, überflüssige Knickungen. Das Unterbringen von Staubkanälen unter dichten Fußböden macht die Untersuchung und Reinigung der ersteren sehr schwierig. Mitunter ergab sich, daß sehr gute Anlagen ohne Schutz waren, da das Metallrohr an Ort und Stelle mit Füßen getreten wird, bis es platt und wertlos ist. In solchen Fällen wurde ein hölzerner Schutzmantel anempfohlen und eine Beistellung in vielen Fällen erzielt. Mr. Rees bemerkte ferner, daß die Wandergewohnheiten der Schleifer bis zu einem gewissen Grade ein Hindernis gegen wirksame Absaugevorrichtungen bilden. Oft findet man einen Pächter, welcher den Rücken von Rasierklingen ohne Haube am Absaugeschlauch schleift. Nachfrage klärt die Sache auf, indem der Betrieb für Gabelschleiferei bestimmt war und die ursprünglich vorhandene Haube der Beleuchtung des Rasiermesserschleifsteines hinderlich und daher unbrauchbar ist.

Die Unterhaltung der Schutzvorrichtungen in brauchbarem Zustande bleibt in hohem Grade Sache der Arbeiter selbst; und so geringfügige Einzelheiten, wie der richtige Gebrauch der Schlitten, korrekte Adjustierung der Hauben, gute Befestigung der Endkappen, nützen bei allgemein einwandfreier Durchführung in einem großen Betriebe in hohem Maße der Wirksamkeit der Absaugevorrichtungen. Endlich muß mit Zufriedenheit der weitaus bessere Zustand der in letzter Zeit gebauten Betriebe bemerkt werden. Diese haben gut gedichtete und ebene Fußböden, die Riemenscheiben liegen über dem Fußboden, die Treibriemen sind versenkt.

Die Anlagen bedeuten in hygienischer Beziehung einen großen Fortschritt gegenüber den älteren. Versehen mit besserer natürlicher und mit elektrischer Beleuchtung, mit Dampf- oder Heißwasserheizung und trockenen Schränken zur Kleideraufbewahrung, sind sie ganz zeitgemäß eingerichtet.

Bleihütten.

Die Vorschriften werden im allgemeinen gut befolgt, und in einem Betriebe im Wrexhamdistrikt sind Verbesserungen getroffen worden, durch die manche der von Hand ausgeführten Arbeiten bei der Bleiglätteerzeugung durch Maschinenarbeit ersetzt worden sind, so daß die Arbeiter dem Bleistaub und -rauch in geringerem Maße ausgesetzt sind als früher.

Auch muß die Wichtigkeit der Herstellung von Speiseräumen in Werken solcher Art erwähnt werden, welche von den Räumen, wo die Arbeit sich vollzieht, vollkommen getrennt sind. In einem Speiseraum, der durch eine Tür mit dem Gebäude zusammenhängt, in dem sich der Hochofen befindet, wurde ein Bleigehalt von 15% im Staube auf den vorstehenden Rändern und Sparren gefunden. Der Eingang wurde nunmehr geändert und geht nach außen.

In Süd-Wales geben noch Arbeiter zu Schwierigkeiten Anlaß, indem sie gelegentlich den Speiseraum und die Waschgelegenheiten nicht benützen und indem sie sich nicht zur periodischen ärztlichen Untersuchung einfinden, während im Distrikt Newcastle on Tyne die vorgeschriebenen Absaugevorrichtungen in manchen Betrieben fehlten, in denen während des Krieges Erweiterungen durchgeführt worden waren; diesbezüglich war Belehrung erforderlich, dies war auch der Fall hinsichtlich der Erhaltung der Fußböden in guter Ordnung und hinsichtlich der Lagerung und des Transportes von bleihaltigem Material.

Bronzieren.

Diese Arbeit wird nicht mehr in gleichem Ausmaß wie früher betrieben und ist in manchen Gegenden schon verschwunden. Die Drucker wollen nicht Bronzepulver verarbeiten. In kleinen Betrieben ist der Gebrauch ein zeitweiliger, und die Waschgelegenheiten und Arbeitskleider sind oft in schlechtem Zustande.

Töpferei.

Die Berichte des Mr. Werner, Mr. Garrett (Stoke-on-Trent) und der Miß Anne Smith, welche insbesondere den Betrieben Beachtung geschenkt hat, in denen Frauen beschäftigt werden, zeigen, daß diese Industrie wie die meisten anderen durch die Kriegsverhältnisse in hohem Maße desorganisiert worden ist. Es bestehen Anzeichen für das ehrliche Bestreben eines Teiles der Unternehmer, die Probleme der Rekonstruktion in Angriff zu nehmen und den Zustand ihrer Fabriken in einen entsprechenden zu verwandeln. Es ist jedoch zweifelhaft, ob die Mehrzahl der Werke in naher Zukunft vom Standpunkte der Vorschriften in besserem Zustande sein wird. Viel Tüchtiges ist im Laufe des Jahres durch den Reichsverband der Keramischen Industrie zusammen mit dem Distriktsinspektor der Betriebe geleistet worden. Bleifreie Glasuren und solche mit weniger löslichen Bleiverbindungen wurden in steigendem Maße verwendet, wodurch sowohl die Beobachtung wie die Beaufsichtigung der Vorschriften vereinfacht wird. Offene Verletzung der Vorschriften ist verhältnismäßig selten, doch wurden im Distrikt Swadlincote mehr Unregelmäßigkeiten

gefunden als im Distrikt Stoke-on-Trent, vielleicht infolge Arbeits-
mangels in ersterem.

Hinsichtlich der beobachteten Einzelheiten kamen folgende Berichte:

Tonförderung. Hier wurden die Zustände besser. In einigen
Fällen wurden selbsttätige Tonförderungsanlagen beschafft, und die
Forderung der Arbeiter, daß der Ton an die Arbeitstische gebracht
werde, hat zur Einstellung eigener Arbeiter für diesen Zweck geführt.
Es ist zu hoffen, daß ähnliche Fortschritte hinsichtlich systematischen
Materialtransportes folgen werden, besonders für den Transport schwerer
Stücke.

Speiseräume. Der geringe Raum, der in vielen in dicht be-
völkerten Gebieten gelegenen Töpfereien zur Verfügung steht, beein-
trächtigt unter anderem die Frage der Einrichtung von Speiseräumen.
Wenn auch einzelne Beispiele guter Speiseräume vorliegen, entspricht
die Mehrzahl eben nur den Anforderungen. der Vorschrift, und das
dürfte die Ursache für die Abneigung der Arbeiter sein, sich ihrer zu
bedienen. Sitzgelegenheiten mit Lehne sind selten, und nur wenige
Firmen schenken ihrer besseren Ausstattung und Vergrößerung einige
Aufmerksamkeit.

Staubabsaugung. Das Problem der zweckmäßigsten Entleerung
von Biskuit-Brennkapseln entsprechend Punkt 7 F der Vorschrift war
im Berichtsjahre Gegenstand der Aufmerksamkeit. In dieser Angelegenheit gab es manche falsche Auffassung, wie Mr. Werner es in einer
Versammlung der vereinigten Porzellanfabrikanten zur Sprache brachte,
und zwar mit zufriedenstellendem Erfolge. Bemerkenswerte Erfolge wurden bei der Entfernung von Feuersteinstaub erzielt. Die meisten Firmen
haben nunmehr Einrichtungen zum Festlegen und Glasieren, doch bleibt
noch viel zu tun beim Flachbehauen und beim Entleeren eingebetteter
Ware aus der Kapsel nach dem Brennen. Manche Arbeiter ziehen es
noch vor, die Entleerung beim Ofen vorzunehmen, und manche gehen
so weit, daß sie sich weigern, bei einem mit Absaugevorrichtung versehenen Arbeitstisch zu entleeren, wodurch sie den Firmen, die be-
strebt sind, den Vorschriften gemäß zu handeln, ernste Schwierigkeiten
bereiten.

Absaugevorrichtungen für Aerographen beim Abreiben mit Werg usw.
lassen nennenswerte Verbesserungen beobachten, und der sichere und
reinliche Zustand der Anlagen muß anerkannt werden, es ist wirklich
Aufmerksamkeit darauf verwandt worden, die Anlagen in guter Ordnung zu erhalten. Teilweise sind Neueinrichtungen verlangt worden,
und einzelne bestehende Anlagen wurden als mangelhaft bezeichnet.

Ventilation von Trockenöfen. Hinsichtlich dieses Problems
ist noch viel Unwissenheit und Gleichgültigkeit zu beobachten, und
der Reichsverband der Keramischen Industrie, der dieser Frage viel
Aufmerksamkeit geschenkt hat, hat kürzlich einen Interimsbericht herausgegeben, der als brauchbarer Führer dienen kann.

Temperatur. Wenn die Lüftung entsprechend ist, besteht keine
Schwierigkeit, die Temperaturgrenze unter 70° F (21° C) — feuchte

Thermometerkugel — unter normalen Verhältnissen zu halten. Überschreitungen dieser Grenze sind sogar in den Sommermonaten selten.

Waschgelegenheiten. In einer Reihe von Fällen wurde Fehlen von heißem Wasser infolge technischer Mängel beobachtet. In einigen Betrieben wurden mit Rücksicht auf die Entwickelung gewisser Formen von Dekoration, insbesondere Grundieren, für die Frauen in einigen Betrieben weitere Waschgelegenheiten gefordert.

Fußböden. Da die Übereinstimmung hinsichtlich der Erfordernisse bei Herstellung der Fußböden nunmehr vollkommen ist, treten die alten Probleme bezüglich der täglichen Reinigung noch hervor. Eine Reihe frühmorgens und abends vorgenommener Visitierungen der Inspektoren führten zur Konstatierung, wie verschieden die Reinheit der Betriebe ist. Schwierigkeiten entstehen, wenn die auf dem Boden herumliegenden Gegenstände, Formen, Hülsen usw., die Reinigung durch Schwemmen erschweren. Es wurde daher von den Unternehmern verlangt, unbenützte Formen außerhalb des Betriebes zu lagern und Stellagen in den Werkstätten anzubringen für die im Gebrauch befindlichen Formen. Feuchte Reinigung des Fußbodens ist schwierig, das einzig zweckmäßige Verfahren ist das der Reinigung mit Sägespänen.

Die gefährliche Übung, den Boden des Glasierraumes vor dem Scheuern und Spülen desselben zu bürsten, wurde bereits von Mr. **Garrett** bemerkt. Dadurch wird der Erfolg der feuchten Reinigung vollkommen vereitelt, da diese ja den Zweck hat Staubaufwirbeln zu vermeiden, insbesondere wenn der Staub bleihaltig ist. Es muß streng darauf gesehen werden, daß diese schädliche Gewohnheit aufhöre.

Arbeitstische. Die tägliche feuchte Reinigung der Arbeitstische wird am zweckmäßigsten in der Weise durchgeführt, daß jeder Arbeiter seinen Platz reinigt, ein gleiches gilt jedoch nicht von den Glasierwerkstätten, in denen gewöhnlich die feuchte Reinigung schlecht gehandhabt wird. Überall, wo in Bleiglasur getauchte Ware behandelt wird, ist strengste Reinlichkeit höchst wichtig, wenn man Bleierkrankungen unter den Arbeitern vermeiden will. Um dessen sicher zu sein, hat Mr. **Garrett** den Unternehmern empfohlen, die Reinigung der Glasierplätze durch einen Mann besorgen zu lassen, der auch den Fußboden im betreffenden Raume reinigt.

Günstige Reinlichkeitsverhältnisse herrschen gegenwärtig in Tunkräumen, wo Blei verwendet wird, mitunter aber werden ungeeignete Unterlagen für Röhren, so z. B. alte Brennkapseln mit rauher Oberfläche, im Gebrauch gefunden.

Reinigung der Gestelle. Mr. **Werner** ist der Überzeugung, daß die Mehrzahl der wenigen Fälle von Bleivergiftung, die in den letzten Jahren gemeldet worden sind, mit dem Gebrauch ungenügend gereinigter Gestelle zusammenhängen. Mit schmutzigem Wasser gewaschene Tische trocknen unter Beibehaltung einer dünnen Haut von Bleiglasur, diese verteilt sich, sobald der Tisch verwendet wird, als feinster Staub in der Luft, und die Arbeiter in dem Raume müssen diesen einatmen. Unter diesen Umständen wurde auf die Unternehmer konstant ein Druck ausgeübt, daß sie eine Wasserleitung anbringen oder auf andere Weise dafür sorgen, daß stets absolut reines Wasser bei jedem Gestelle zur Verfügung steht.

Beobachtung der Vorschriften. Mr. Werner konstatiert, daß Vorschrift 27 als Schlüssel zur vollen Übereinstimmung mit den übrigen Vorschriften in seiner vollen Bedeutung nur von einem Teil der Firmen beobachtet wird. Die von der Minderzahl, die tatsächlich gute Inspektoren angestellt hat, erreichten Vorteile werden im Laufe der Zeit so offenkundig werden, daß die Firmen, welche heute nur zum geringsten Teil den Vorschriften entsprechen, mit der Zeit zur Überzeugung kommen dürften, daß sie gegen ihr eigenstes Interesse gehandelt haben. Der Geist der Vorschriften ist von der Mehrzahl sicher noch nicht erfaßt worden; oft führt der Werksinspektor diesen Titel nur dem Namen nach und ist tatsächlich mit anderen Pflichten überhäuft, so daß es kein Wunder ist, wenn er die Funktionen, die ihm nach Punkt 27 der Vorschriften zukommen, als Nebenbeschäftigung versieht und daß er das Rapportbuch im unrichtigen Lichte eines Verzeichnisses seiner Sünden sieht.

Schwer zu zerkleinernde Stoffe.

Die Vorschriften wurden am 29. April 1919, veröffentlicht und seitdem sind große Fortschritte in ihrer Befolgung erzielt worden. Mr. John Law (Sheffield), der sich mit dieser Frage viel befaßt, teilt mit, daß Silikatgesteine und Ganister im allgemeinen in freier Luft zerkleinert werden. Den damit beschäftigten Personen stehen Respiratoren zur Verfügung, doch ist es fraglich, ob sie regelmäßig getragen werden. Der Gebrauch von nassen Umhüllungen beim Materialbrechen kann nicht als zweckmäßig angesehen werden, da die Sprünge im Gestein dann nicht zu sehen sind und mehr Anstrengung zum Zerkleinern nötig ist. Mr. Lloyd Edwards (Wrexham) berichtet, daß in einigen Silikatsteinbetrieben das Gestein von den Steinbrüchen her schon in zerkleinertem Zustande erhalten wird und nach Passieren rotierender Waschzylinder feucht gemahlen wird. In zwei Betrieben dieses Distriktes wurden Neuanlagen mit entsprechender Staubabsaugung hergestellt. Wo der von den Steinquetschmaschinen erzeugte Staub durch Wasser- oder Dampfstrahl beseitigt wird, muß für große Brausen und eine reichliche Menge Wasser oder Dampf niederen Drucks gesorgt werden. Durch solche Anlagen mit dem Quetscher oberhalb der Mahlpfanne ist ein großer Vorteil erreicht und die Arbeit ökonomisiert. Besteht ein Gefälle vom Steinbrecher zur Pfanne, so kann das Material von ersterem her feucht übernommen werden, während im umgekehrten Falle, wenn beide Maschinen in einer Horizontale liegen, entweder der gebrochene Stein durch einen Elevator gehoben werden muß und Staub aufgewirbelt wird, oder das Material muß von der Hand zerkleinert werden, und wenn das überschüssige Wasser abgetropft ist, besteht wieder derselbe staubige Zustand.

Häute und Felle.

Mr. Younger (Halifax) berichtet, daß die Vorschriften in drei Betrieben angewendet wurden, in denen Riemen aus Büffelhaut für Webstühle hergestellt und zu diesem Zweck chinesische Häute verwendet werden. Der einzige Milzbrandfall in der Riemenindustrie ereignete sich in einem dieser Betriebe. Der Erkrankte hatte hauptsächlich mit Rangoonhäuten gearbeitet, gelegentlich aber auch mit chinesischen. In einem der Betriebe mußte für reinliche Unterbringung der Speiseräume und Kleiderablagen Vorsorge getroffen werden, sonst im allgemeinen werden die Vorschriften entsprechend befolgt.

Vulkanisieren von Kautschuk durch Schwefelkohlenstoff.

Dieser Vorgang ist in der Industrie unter dem Namen „Kaltbehandlung" bekannt, und in den meisten Werken wurden die Vorschriften entsprechend beobachtet. Die Beobachtungen der Gewerbeärzte, welche die Kontrolle üben, zeigen, daß der Gesundheitszustand der Arbeiter durch mechanische Ventilation zur Entfernung der Dämpfe in entsprechender Weise behütet wurde und daß die durch Punkt 2 der Vorschrift geforderten kurzen Arbeitsschichten innegehalten werden. Die Vorschriften stehen in manchen wichtigen Einzelheiten im Widerspruch mit der gegenwärtigen Entwickelung des Gewerbes, insbesondere hinsichtlich der von manchen Firmen verwendeten Ersatzstoffe für Schwefelkohlenstoff als Lösungsmittel. Diese Stoffe, so Benzol und manche Chlorverbindungen, sind Anlaß zu Gesundheitsgefahren, die größer sind, als die durch Schwefelkohlenstoff, und ihr Gebrauch erfordert es, ihnen zu begegnen. Es wird jetzt erwogen, ob nicht die gegenwärtigen Vorschriften durch zeitgemäße ersetzt werden sollen.

Auf diesem Gebiete zeigt sich, wie groß der Wert einer zweckmäßig eingerichteten mechanischen Ventilation ist, um Gefahren zu begegnen, die durch ein Gift wie Schwefelkohlenstoff sonst drohen.

Chemische Werke.

Man hat erkannt, daß die Vorschriften betreffend diese Werke den Bedingungen nicht entsprechen, wie man sie in modernen chemischen Anlagen findet, und kurz vor dem Kriege waren Vorschriften, gegründet auf den in den besteingerichteten Betrieben beobachteten Schutzmaßnahmen, vorbereitet worden; es ist zu hoffen, daß diese in naher Zukunft zur Geltung kommen.

Die heute noch geltenden Vorschriften wurden entsprechend beobachtet, in vielen Betrieben wurden die Zustände während des Krieges und nach demselben wesentlich verbessert und der Sicherheit der Arbeiter größere Beachtung geschenkt. Bessere Vorkehrungen zur Vornahme der Rettung Verunglückter wurden getroffen, und in einer Reihe von Fällen wurden Arbeitskleider angeschafft.

Teerdestillation.

In den Teerzisternen des Nordöstlichen Aufsichtsbezirkes ereignete sich eine Reihe von Unfällen, und Mr. C. F. Wright (Oberinspektor) ist durchaus nicht befriedigt von der freiwilligen Regelung des Rettungswesens und der ersten Hilfe. In einem Fall stiegen zwei Leute gegen die Vorschrift in eine Zisterne ein, ohne daß die Rohrverbindungen abgeschlossen oder die Residualgase durch Dampf entfernt worden wären. Einer von den Leuten verunglückte tödlich durch Schwefelwasserstoff, der von rückwärts aus einer angeschlossenen Zisterne kam, einige andere wurden bei den Rettungsversuchen zugunsten des Verunglückten vergiftet. Wenn der vorgeschriebene Rettungsgürtel und das Rettungsseil vorhanden gewesen wären, so hätte sich das Unglück vermutlich nicht ereignet.

Alphabetisches Sachregister.

Abortanlagen 3.
Abziehbilder 14.
Aerographen 110.
Aether 17.
Äthylen 62.
Akkumulatoren 14, 18, 20, 26, 77, 103.
Alkoholiker 63.
Alleinarbeiten 16.
Ameisensäure 95, 96.
Ammoniak 10, 17.
Amylalkohol 69.
Amylazetat 69.
Anilin 1, 5, 10, 58, 62, 63, 65, 67, 68, 105.
Anthrasen 56, 62, 64.
Anticorrosin 66.
Antiformin 49.
Antimon 5, 69.
Anzeigepflichtige Erkrankungen 16.
Arbeiterausschuß 1, 2.
Arbeiterinnen, Gesundheitszustand 4.
Arbeiterwechsel 19, 28.
Arbeitskleider 19, 27.
Arbeitszeit 1, 2.
Arsenvergiftung 1, 5, 14, 33, 96.
Arsenwasserstoff 12, 16, 33.
Asbestwarenfabrik 62.
Asphaltwerk 96.
Atmungsorgane, Erkrankungen 10, 17, 18, 38, 39, 73, 76, 79, 82.
Augenbindehautentzündung 10, 18, 35, 49, 51, 53, 56, 57, 60, 61, 65, 97.
Augenkrankheiten 37, 58, 97.
Azeton 17, 49, 51, 63, 92.
Azetylen 30.

Bäcker 6, 91, 96.
Beleuchtung 3.
Benzin 5, 52, 93.
Benzinol 59.
Benzol 5, 10, 17, 58, 65, 93, 113.
Benzonaphthol 95.
Bergarbeiter 91, 96.
Betanaphthol 95.
Bethfilter 7, 8.
Betonarbeiter 96.
Bilderrahmenfabrik 92.

Bismarcksbraun 93.
Blasenkrebs 62, 63.
Blausäure 36, 70.
Blechwarenfabrik 9.
Bleicherei 96.
Bleifarben 14, 27.
Bleigießer 21, 24.
Bleiglätte 109.
Bleihütten 14, 18 ff., 108.
Bleistaub 12.
Bleivergiftung 1, 5, 6, 7, 10, 12, 14, 18, 103, 105 ff.
Bleiweiß 7, 14, 20, 23, 26, 28 ff.
Blutarmut 2, 17, 18, 63.
Blutuntersuchung 20, 68, 102.
Blutvergiftung 75, 76.
Bohröle 5, 62, 95.
Brauerei 39, 43, 47, 49.
Briketts 11, 52, 53, 56, 96.
Brom 10.
Bromanilin 58.
Brommethyl 10, 50, 51.
Bronzieren 109.
Buchdruckerei 6.
Bügeleisen 40.
Bürstenbinderei 72, 82, 93.
Bürstenhölzerfabrik 81.

Chemische Industrie 1, 8, 20, 21, 23, 28, 32, 37, 50, 51, 113.
Chlor 5, 10, 17, 37.
Chlorkalk 10.
Chloroform 51.
Chlorschwefel 10.
Chlorzink 96,
Chrom 10, 32, 62, 92.

Darmwäscherei 11.
Desinfektion 74, 75.
Dinitrobenzol 10, 37, 62, 63, 66.
Dörranlagen 40, 44, 45, 83.
Drahtweberei 3, 95, 97.
Drechsler 95.
Dreher 95.
Druckerei 14, 20, 22, 24, 49.
Druckluftarbeiten 8.

Eitererreger 95.
Ekzem 10.
Elektrische Taschenlampen 96.
Elektrizitätsindustrie 98.
Email 14, 84.
— bleifreies 105.
Erdöl 11, 17, 48, 52, 56, 92, 96.
Ernährung der Arbeiter 3, 7, 8, 23, 60, 102.
Ersatzstoffe 1, 5, 49, 54, 58, 62, 65, 70, 92, 93, 95, 97.
Essigsäure 30, 63, 95.

Färberei 31, 96.
Feilenhauer 14, 21, 24, 26, 103.
Firnis 52.
Flugzeugindustrie 51.
Flußsäure 10.
Frauenarbeit 7, 12, 27, 85.
Furunkulose
Fußböden 111.
Futtertrocknungsanstalt 83.

Galvanoplastik 68, 92.
Gasleitungen 40, 92.
Gaswerke 6, 39, 43, 47, 49.
Gelbsucht 14, 65, 105.
Gelenkerkrankungen 91.
Generatorgas 17, 40, 43, 45ff., 52.
Gerberei 36, 54, 71, 76, 91, 96.
Geschwüre 6, 52, 53, 95.
Gewerbehygiene, Vorträge 9.
Gewerbliche Vergiftungen, Meldungen 5.
Gießerei 49.
Gießfieber 32.
Glasschleiferei 14, 78.
Glasur 7, 28, 109, 111.
Glühlampenfabrik 31.
Glühofen 43.
Goldleistenfabrik 93.
Graugußgießerei 44, 45.
Gummiwarenfabrik 49, 50, 59, 64, 65, 76.

Hadernindustrie 91.
Häute und Felle 7, 14, 71ff., 113.
Hanfhechelei 17.
Hanfröstanstalt 75.
Hasenhaarschneiderei 13, 31.
Hautkrankheiten 2, 5, 6, 10, 11, 18, 21, 31, 32, 52, 53, 54, 55, 57, 62, 65, 92.
Hautkrebs 55.
Heideindustrie 82.
Heizer 40.
Herzerkrankungen 17, 18.
Hitzschlag 83.
Hochofengas 17, 42, 46.

Höhensonnenbestrahlung ·2.
Holzbearbeitung 1, 77, 83, 90.
Hopfenstaub 70.
Hüttenwerk 77, 80, 108.

Installation 14, 47.
Instrumente, Wissensch. 31.

Jugendliche Arbeiter 27.

Kabelfabrik 84.
Kachelofenindustrie 18.
Kaliwerke 37.
Kalk 5, 96.
Kalkstickstoff 95.
Kalzin 36.
Karbolsäure 10.
Kautschukfabrik 13, 113.
Keramische Industrie 10, 26, 109.
Kerzenfabrik 96.
Klempner 19.
Knallquecksilberfabrikation 31.
Knochenentfettung 61.
Knochenerkrankung 18.
Kohlenoxyd 1, 5, 6, 10, 12, 17, 39, 52.
Kohlensäure 17, 47.
Kohlenstaub 43.
Koksofenheizung 3, 47.
Krätze, Epidemie 93, 97.
Krankenkassenstatistik 1, 2, 3, 4, 7, 23, 59, 79.
Krebs, Statistik 15.
Kriegskaffeeerzeugung 83.
Kunstseidefabrik 93.

Lackierer 51, 56, 97.
Lähmung 28.
Lärm, Belästigung 102.
Läuse 17.
Lauge 5, 95.
Lebererkrankungen 66.
Leimfabrik 59.
Leuchtgas 17.
Löterei 6, 12, 14, 18, 19, 23, 25.
Lötzinn, Quecksilberhaltiges 30.
Lüftung 3.
Lysol 98.

Magen- und Darmkrankheiten 64, 66.
Malerei 14, 19, 20, 21, 22, 23, 24.
Margarinefabrik 96.
Marmeladeerzeugung 11, 85.
Martinwerk 52.
Maschinenfabriken 9, 45, 46, 76.
Maurer 91.
Mechaniker 6.
Mennige 14, 19, 26, 28.
Messerfabrikation 106, 107.
Messing 10, 12, 14, 32, 43.

Metallgießerei 32.
Metallindustrie 54, 59, 91.
Metallschleiferei 80, 105.
Methylalkohol 49, 94.
Metzger 72, 76.
Milzbrand 7, 12, 13, 14, 71, 104, 113.
Milzbrand-Erforschungsbehörde 73.
Möbelfabrik 69, 70, 91, 97.
Muskelerkrankungen 89, 91.
Mutterschaft, Gefährdung 12.

Nachtarbeit 6.
Nagelbettentzündung 94.
Naphthalin 56, 58, 59, 62.
Nasenscheidenwanddurchlöcherung 32, 96.
Natriumbichromat 31.
Natriumsulfhydratlauge 37.
Nervenkrankheiten 22, 24, 27, 64, 85 ff., 102.
Nettolin 56.
Nickelkrätze 92.
Nickelsulfat 1.
Nierenkrankheiten 10, 17, 18, 22, 24, 27.
Nitrobenzol 5, 10, 62, 66, 105.
Nitrochlorbenzol 10, 62,
Nitrokohlenwasserstoffe 49.
Nitrose Gase 5, 10, 17, 39.

Ölfabrik 47, 60.
Optiker 96.

Papierfabrik 34.
Papillom 57, 62.
Paraffinarbeiter 11, 54, 55.
Paranitranilin 37.
Pech 52, 53, 55, 56.
Pflugfabrik 21.
Phenylhydrazin 10, 61.
Phosgen 10.
Phosphor 5, 14, 34.
Phosphorchlorid 10.
Phosphor-Oxychlorid 37.
Pianofortefabrik 2.
Pikrinsäure 60, 64.
Plattfuß 17, 18.
Poliererei 22, 82, 92 ff., 108.
Porzellan 14.
Propylalkohol 69.
Pyridin 49, 58, 94.

Quecksilber 1, 5, 6, 7, 13, 14, 30, 70.
Quecksilbernitrat 13.

Rauchbelästigung 83.
Rauchwarenzurichterei 36, 50.
Resorzin 95.

Respiratoren 19, 78, 81, 108, 112.
Rheumatismus 2.
Roßhaar 14, 72, 73, 82, 104.
Rostschutzmittel 58.
Rotlauf 76, 93.
Ruhr 75.

Salzsäure 5, 6, 10, 37.
Sandstrahlputzerei 78, 80.
Sauerstoffapparate 16, 49, 58, 60, 62, 64, 67, 69, 70.
Sauggas 17, 40, 43, 46, 48.
Schiffbau 14, 52.
Schleiferei 22, 83, 106 ff.
Schleimbeutelentzündung 91.
Schmiede 90.
Schmieröl 53.
Schriftgießerei 12.
Schuhcrêmefabrik 63.
Schuhfabrik 10, 51, 54, 82.
Schwefelkohlenstoff 5, 49, 51, 65, 113.
Schwefelsäure 10, 39.
Schwefelwasserstoff 5, 10, 17, 35, 114.
Schweflige Säure 10, 17, 39, 43.
Schweißen, autogenes 12, 37, 94, 97.
Sehnenscheidenerkrankungen 91.
Seidenfabrikation 12.
Seifenfabrik 6.
Seifenpulverfabrik 81, 96.
Senföl 49.
Setzerei 14, 18, 19, 22, 25.
Siderosthen 60.
Silicosis Gesetz 11.
Silikatgestein 112.
Spengler s. Klempner 6.
Spiritus, denaturierter 94.
Sprengstoffindustrie 52, 61, 67.
Stapelfaserfabrik 35.
Staubabsaugung 1, 3, 8, 13, 26, 70, 77, 103, 107, 110.
Staubkrankheiten 12.
Steinbaukastenfabrik 82.
Steindrucker 95.
Steinquetschmaschinen 112.
Stempelfabrik 29.
Stockfabrik 52, 94.
Stukkatur 91.
Sulfurychlorid 38.

Tabakarbeiten 69.
Teerdämpfe 52, 60, 65.
Teerdestillation 55, 58, 59, 62, 114.
Teerfarben 96.
Terpentin 49, 56, 96.
Tetrachloräthan 17.
Tetrachloraethylen 62.
Tetrachlorkohlenstoff 49, 50.
Textilbetriebe 17.
Thermometererzeugung 12.

Thomasschlackenmühle 78, 79.
Toluol 67.
Töpferwaren 6, 23, 26, 28, 81, 91, 109, 110.
Torf als Wolleersatz 78.
Torfgräber 91.
Toxische Gelbsucht, s. Gelbsucht.
Trichloräthylen 49, 50, 51.
Trinitrotoluol 66, 68.
Trockenschleifmaschinen
Tuberkulose 2, 6, 7, 11, 17, 18, 62, 81, 93.
Typhus 75.

Unfallschutz 1, 9.
Untersuchungen, ärztliche 11, 13, 14, 17, 27, 28, 29, 31, 57, 78.

Verbleien 19.
Verbrennungen 93.
Verzinken ·69.
Verzinnen 14, 21, 105.
Vesovin 93.

Wachswarenfabrik 63.
Wagnerei 14, 26.

Wäscheimprägnieranstalt 68.
Wascheinrichtungen 1, 3, 18, 27, 52, 65, 78, 84, 92, 96, 111.
Wäscherei 63.
Wassergas 93.
Weißbinder 6.
Wohlfahrtsräume 2, 3, 4, 11, 27, 55, 75, 109, 110.
Wollindustrie 13, 14, 71, 73, 79, 104.
Wundstarrkrampf 76.

Zahnärztliche Bedarfsartikel 70.
Zahnerkrankungen 30, 31.
Zaponlack 68.
Zellusosenitrat 92.
Ziegelei 91.
Zinkhütten 19.
Zinksalze, arsenhaltige 34.
Zittern 28, 31.
Zuckerfabrik 96.
Zünderfabriken 3,9.
Zündhölzchen 34, 69.
Zündhütchen 6, 30.
Zwisterei 85.
Zyankali 68.
Zyanose 66.